＼痛みの9割がたちまち消える／

10秒関節リセット

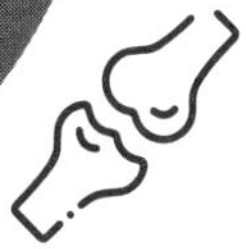

理学療法士
羽原和則
KAZUNORI HABARA

SB Creative

はじめに

マッサージも鍼灸《しんきゅう》も、痛みを取り去る施術ではなかった…

私のもとには「腰の痛みがなかなか取れません」「ひざが痛くて満足に歩けなくなりました。今からこれでは先々、歩けなくなるのではないかと心配でたまりません」「肩こりがひどくて、寝ても起きてもつらいんです」など、体の痛みを訴える患者さんが大勢来ます。

整形外科はもとよりマッサージや筋膜リリース、鍼灸《しんきゅう》治療院、カイロプラクティックなど思いつく限りのさまざまな施設を訪ね歩き、痛みの改善につながりそうなものはほとんどすべて試してきた、という人も少なくありません。

「それなのに、なかなかよくなりません」と患者さんたちは口をそろえて言います。

「そうだろうな」と私は思います。

なぜならば、**マッサージも筋膜リリースも鍼灸もカイロプラクティックもストレッチも、どれも痛みを取り去れるような施術ではないから**です。

全く効果がないとは言いません。施術中や施術直後はそれなりに痛みが軽くなったように感じられることでしょう。

しかしそのいずれもが、根本的な解決にはなりません。痛みの本当の原因を解消することができる施術ではないからです。言葉は悪いですが「その場しのぎ」というのがぴったりかもしれません。少しの間は痛みが改善したように感じられるけれども、すぐに元の状態に戻ってしまいます。治療院ジプシーになる人が多いのはそのためです。

中には施術効果が気に入って、リピーターになる人もいます。そういう人は「ようやくいい治療院に巡り合えた！」と言うのですが、私は内心、「いや、繰り返し通っている時点で『いい治療院』とは言えないんだけどな」と思ってしまいます。

私の目から見ると、施術側は根本的な解決にならないことがわかっているのかいないのか、患者さんに「ここに来れば体がラクになる」と思わせるよう仕向けているとしか思えないのです。

痛みの原因に直接アプローチする方法を教えます

繰り返し施術を受けても、**痛みが改善・解消しないのは、痛みの原因を特定できていないから**です。

なぜ特定できないのかというと、**腰痛やひざ痛、肩こりなどは、痛みのある場所と痛みの原因のある場所が一致していないことがほとんど**だからです。

そこが、切り傷や骨折などの外傷によるものや、胃痛や腹痛などの内臓痛によるものとは異なるところです。外傷や内臓痛は、痛む場所＝痛みの原因がある場所、となるのでシンプルでわかりやすい痛みです。

それに比べて、腰痛・ひざ痛・肩こりなどは、痛みの出方が全く異なっているのです。簡単に一言で言うと、関節のズレが原因で関節内に不具合が起こり、そこから骨膜などを伝って別の場所で痛みとなって出現するという出方をします。

関節にはそれぞれ「正しい通り道」があります。それぞれの関節が正しい通り道を通っていれば、体はスムーズに動き、痛みが出ることはありません。

しかし姿勢や生活習慣、ちょっとした動きなどで、関節が正しい通り道から脱線した動きをし、そのズレが常態化してしまうことがあります。

すると、**本来スルスル動くはずの関節に引っかかりが生じ、それが腰痛・ひざ痛・肩こりなどの原因となります。しかも痛みは骨膜を伝ってさまざまな場所に出現するようで、「痛む場所」と「痛みの原因がある場所」が異なるという現象を起こす**のです。

残念なことにほとんどのプロの治療家や施術者でさえ、こうした痛みのメカニズムを知りません。だから痛みの原因となっている場所も特定できず、従って適正な施術もできず、それでも施術者を信じた患者さんはリピーターになり、いたずらにお金ばかりを使う結果になってしまっているのです。

では、本当にいい施術とはどのようなものなのでしょうか。

私は、痛みの原因にアプローチしそれを即座に取り除ける施術であり、即効性があるためにリピーターにならずにすむ施術なのではないかと考えています。痛みの原因である関節内の機能障害にあることにいち早く着目し、その状態を元に戻す施術を研究開発した宇都宮初夫先生より指導をしていただき、患者治療に使用した結果、さまざまな成果が得られました。

中でも腰にある「腰仙関節《ようせんかんせつ》」という小さな関節が重要なカギを握っています。

腰仙関節を中心にさまざまな関節のズレを調整することによって関節内の引っかかりが取れ、関節が本来の通り道をスルスルと動けるようになります。

このような元の状態に戻すことを、本書では「関節リセット」と呼んでいます。しかも本書での方法は、10秒以内でできるものばかりなので、「10秒関節リセット」とも呼んでいるのです。これが本全体のタイトルにもなっています。

関節の調整というと、カイロプラクティックのように骨をボキボキ鳴らす施術を思い浮かべるかもしれませんが、私はそのようなことは一切しません。服の上から関節に手を当てて優しく揺らし、関節を本来あるべき状態に戻すという手法です。関節が正しい通り道を通ることによって、正しく動く状態に戻すのです。

よく驚かれるのが、「施術が全然痛くない」「たださすっているだけのような感じ」

であるにもかかわらず「施術が終わって体を起こしたら、痛くなくなっていた」ということです。

私のもとに来られる患者さんたちの中には、アスリートの方が少なくありません。

昨年、人気力士の御嶽海《みたけうみ》さんを施術させていただきましたが、**施術前は歩くのもつらいくらいに痛みをうったえていましたけれど、施術が終わって立ち上がったとき、「あれ？ 全然痛くなくなっている」と驚かれていました。**

そして御嶽海さんは、次の場所で優勝するという快挙まで成し遂げたのです！

わずか1％の理学療法士だけが知っている

なぜ私がそのような施術ができるかというと、理学療法士という国家資格を持ち、痛み解消のエキスパートというべき医師や理学療法士の先輩のもとで、マンツーマンで指導を受けるという得難い経験を積んできたためです。

理学療法士は日本では医師の指示のもと、病気や事故で身体に機能障害を負っている患者さんのリハビリを担当する役割を担っています。ちなみに私は、理学療法士の指導にも力を入れてきて、これまで１５００人以上に技術を教えてきました。

あまり知られていませんが、欧米では内科・外科と並んで物理医学科という分野が医学の一分野として確立されています。それが日本でいう「理学療法」であり、**医師が担当する診断・治療のうち、治療のみを行なうのが理学療法士**です。この海外では当たり前のように確立している役割を、日本の理学療法士のなかでも知っているのは、私を含めわずか１％です。

私が幸運だったのは、最初に日本にリハビリという概念を根付かせた元国立大阪南病院の医師である博田節夫先生（現　日本ＡＫＡ医学会　会頭）と、博田先生とともにリハビリの手法を確立した理学療法士の宇都宮初夫先生（ＳＪＦ学会　理事長）のお二人に、直接指導を受けられたことです。

博田先生は整形外科医として椎間板ヘルニアの手術をされていましたが、手術後も患者さんの痛みが取れないことに外科治療の限界を感じ、１９６０年代に渡米します。アメリカの物理医学の専門医試験をトップで合格し、ベイラー大学で助教授をされ、１９７１年日本に帰ってこられました。

宇都宮先生も、アメリカで関節の痛みを解消したり可動域を広げたりする関節モビライゼーションという手技を学んで帰国。たまたま博田先生と同じ病院に勤務することになり、ここで日本初の関節で痛みを改善する治療が誕生しました。

私がまだ理学療法士養成校の学生だったとき、お二人が勤務する病院へ実習に行きました。関節が破壊され、痛みに苦しむリウマチの患者さんたちが、先生たちの手技によって痛みが消失し、元気に毎日を過ごせるようになっていく姿を見て、驚くとともに感動で「世の中には痛みを解消するためのこんな素晴らしい技法があるのか！」と感動で胸がいっぱいになりました。そして自分も痛みに苦しむ患者さんたちの役に立ちたいと、強く思うようになったのです。

この本には、私のこれまでの学びと経験のすべてが詰まっています。

みなさんの健康維持に役立てていただければ、これほどうれしいことはありません。

羽原和則

2020年4月

目次

第1章 マッサージ、ストレッチ、カイロプラクティック…。どれも痛み止めにはなりません。

第2章 痛みの真犯人。9割は「関節のズレ」である。

第3章 腰仙関節を制する者が痛みを制す。

第4章　いよいよ実践！10秒関節リセット

◎腰の痛み

腰の様子をチェックする

◎首の痛み

◎股関節の痛み

◎足首の痛み

◎背中の痛み

衣装協力 easyoga

お問い合わせ先;イージーヨガジャパン 03-3461-6355

info@easyoga.jp

読 者 特 典

本書の第４章で紹介されている「チェック」と「エクササイズ」がすべて動画でご覧になれます！

以下のQRコード、またはURLからアクセスしてください。

https://movie.sbcr.jp/jkrs/

- やりたい「チェック」「エクササイズ」がすぐ見つかる！
- 著者の音声解説付きで、さらに深く理解できる！
- メールアドレス登録なども不要！

第１章

マッサージ、ストレッチ、
カイロプラクティック…。

どれも痛み止めにはなりません。

マッサージや筋膜リリースが痛み止めにならない理由

どんなにマッサージや筋膜リリース、カイロプラクティックなどに通っても、一向に腰やひざの痛みや肩こりが解消しないことがほとんどです。

施術してもらった直後はすっきりしても、翌朝、目が覚めたら元の状態に戻っているという経験を多くの方がされていることでしょう。

それもそのはず。ほぼすべての「痛みを取る施術」はピント外れもいいところだから。筋肉をもみほぐしたり伸ばしたり、骨をボキボキ鳴らして大関節を矯正したりするのは、痛みの解消としては全く役に立ちません。

なぜかというと、痛みの原因は全く別のところにあるからです。

ではどこにあるのでしょうか。それは「関節のズレ」です。

「関節のズレ」というのは耳慣れないため、イメージが湧きにくい言葉かもしれません。しかし、体に痛みのある人の場合、ほとんどが腰にある腰仙関節という小さな関節をはじめ、さまざまな関節に「引っかかり」を起こしています。

関節が正しく動かないことで痛みは生じる

そもそも関節は何のためにあるのでしょうか？　言うまでもなく骨と骨をつなぎ、体を自由に動かすためです。

自由に動かせるように、関節は先端が丸くなった「はめる部分」と、丸くなった先端を「受ける部分」の２つのパーツで構成されています。

この「はめ」と「受け」がうまくかみ合っていると関節はスムーズに動きますが、少しズレると動きが悪くなります。

タンスの引き出しをイメージしていただくといいかもしれません。たとえばタンスの引き出しがタンスのフレームよりも１㎜でも大きかったらどうなるでしょうか？引き出しがうまく閉まりませんね。

それと同じことが関節にもいえるのです。関節には、「はめ」側が「受け」側をすべっていくときの「正しいルート」というものが存在します。

常に正しいルートを通って関節が動くのが「関節にズレのない状態」です。関節が正しい状態にあるとき、筋肉もしなやかに伸びたいい状態になります。このとき痛みとは無縁です。

逆に言えば、**関節が正しいルートを通って動いていないとき、関節がズレて関節内に引っかかりができることによって痛みが生じ、筋肉がそれを守ろうとして硬直する**のです。

関節がズレる原因としては、姿勢の悪さや生活習慣が挙げられます。姿勢が悪いと骨格が歪みます。骨格の歪みが関節のズレを生むというわけです。

またパソコンやスマホを長時間使う生活習慣も痛みの原因となります。どうしても体を一定の状態に固定することになってしまうからです。

関節は常に動き続けることで、関節の動きを滑らかにする潤滑液《じゅんかつえき》が分泌される仕組みになっています。じっとして動かずにいると潤滑液の分泌が悪くなり、関節の動きがぎくしゃくして、ズレを生じやすくなってしまいます。

こうして私たちの体の中では、自分でそうとは気づかないうちに、関節の「はめ」

と「受け」の連携がうまくいかなくなり、どこかに不具合が生じてしまっているのです。

これが、関節がズレて関節内に引っかかりを生むことにつながり、腰痛・ひざ痛・肩こりなどの原因になっているというわけです。その前提に立つと、マッサージや筋膜リリースなどが痛みを解消するにあたって、何の意味も持たないことがわかるでしょう。

ではそれぞれの施術が痛みの解消に役立たない理由について、個別に検証していきましょう。

マッサージの効能は「気持ちよさ」だけ

世の中の多くの人が大好きなマッサージですが、残念ながら痛みの解消にはつながりません。

マッサージの効能はただ一つ、「触られている気持ちよさ」にあります。マッサージは短時間よりも長時間のほうが好まれるようですが、それは触られると気持ちがいいので長時間触っていてほしいからに他なりません。

マッサージについて、硬くなって痛む筋肉をもみほぐす効能があると思っている人が多いことでしょう。しかし**一時的にもんだとしても、筋肉はまたすぐに硬くなります。**

なぜかというと、筋肉が硬くなる原因は関節のズレにあるからです。関節にズレが生じると、筋肉はそのズレた場所を守るために動きを止めようとし、硬くなっていきます。もみほぐして一時的に柔らかくなったとしても、関節のズレという根本的な原因が解消できていないので、必ず元に戻ります。


マッサージ好きな人の中には、**指圧のように痛いところを強く押す手法を好む人もいますが、これは百害あって一利なし**と思っていただいたほうがいいでしょう。

痛いところをグッと押されると気持ちがいい感じがしますが、それは「痛い状態→圧をかけてさらに痛くする→手を離したときに痛みが軽くなっている気がする」という錯覚を起こしているにすぎません。

このとき筋肉はそこを守ろうとして、ますます硬くなっていくのでむしろ逆効果なのです。

私は以前、あるスポーツのツアーに同行し、女子選手の施術を担当したことがあります。私が施術した女子選手たちはその場で「痛みが消えてラクになった」と言っていました。

男子選手には別のトレーナーが同行して、うつ伏せに寝た選手のマッサージをしていたのですが、ほとんどの男子選手は痛みが残ったままでした。

スポーツチームにはたいていの場合、マッサージを担当する人がついています。でも、小さなケガが治りきらずに大きなケガにつながったり、痛みが長引いて試合を欠場したりしている選手が少ないという事実が、マッサージというものが痛みの解消には役に立たないことを物語っていると言えるのではないでしょうか。

筋肉を引き伸ばすだけのストレッチはむしろ逆効果

ストレッチの効能というのも、果たしてあるのかないのか、私は疑問視しています。

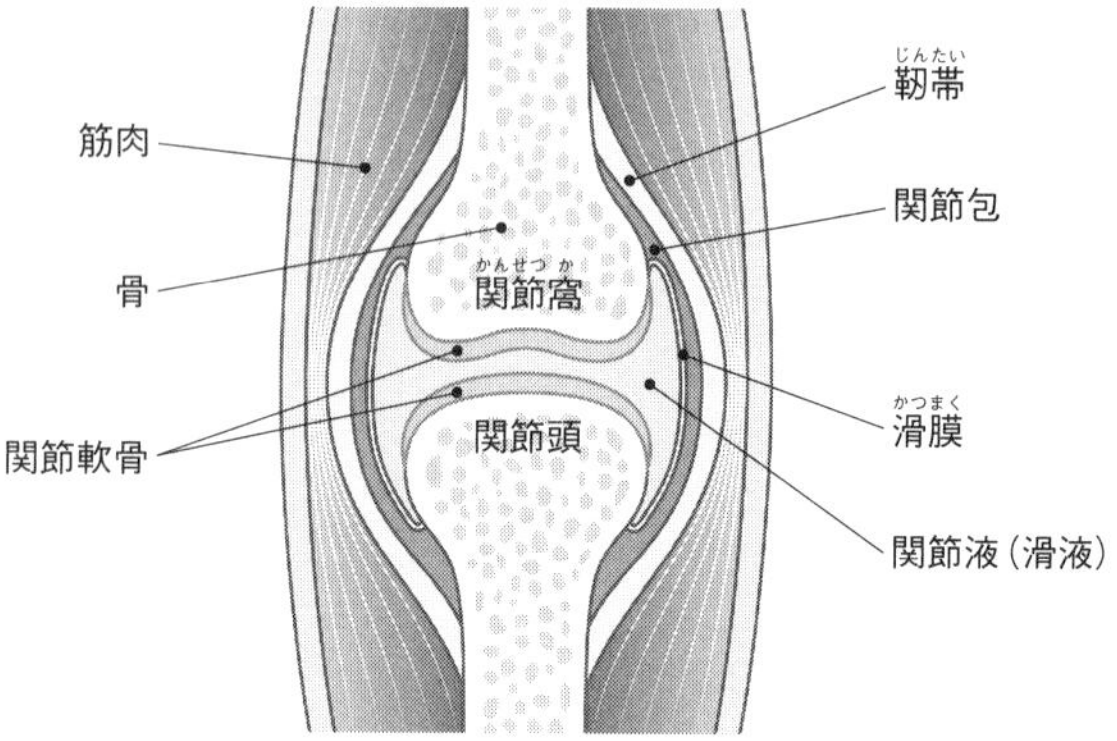

図１　関節の構造

ストレッチの目的は、筋肉をしなやかに伸ばすことによって痛みのない体をつくるというものですが、筋肉を引っ張ったところで柔らかくなるはずもありません。実際、体のことをよく理解しているトレーナーの方に聞くと、筋肉は収縮したほうがむしろ柔らかくなるのだそうです。

まずは筋肉をゆるめた状態で、関節包（関節を包む膜）や靭帯《じんたい》を伸ばしていかなくてはいけません。そうすることで関節の可動域が広がっていきます。

こういうことをわかっていないで、無理やり筋肉だけを伸ばそうとするのは間違いです。筋肉の内側には関節があることを忘れてはいけません。下手に筋肉だけを伸ばそうとすると、関節のズレを起こすことがあります。

ストレッチの最もよくないところは、自分の本来の可動域を超えた動きをしがちな点にあります。可動域まで動かすのは全然かまわないのですが、**その限度を超えたときに関節のズレが起こりやすい**のです。

機械的に筋肉を目いっぱい伸ばすのではなく、筋肉の持つ縮んだりゆるんだりする特性を使ったほうが、体が柔らかくなりやすいし、関節のズレが起こることもありません。

特に痛みがある場合に、そこを柔らかくしようとストレッチをするのは厳禁です。痛みから体を守るために筋肉が防御的に硬くなっているからです。そこをストレッチで伸ばそうとするのは、全く意味のないことです。

痛みが解消できればおのずと筋肉も柔らかくなっていきます。

筋膜リリースは、マッサージと指圧をごちゃまぜにしたようなもの

一世を風靡《ふうび》した筋膜リリースも、私にはよく理解できない施術の一つです。

筋膜リリースは一般的に「筋肉を包み込んでいる筋膜の委縮や癒着《ゆちゃく》を引きはがして、正常な状態に戻すこと」と定義されているようです。

私も最初は「何か画期的な施術なのかな?」と期待を持って見ていました。が、結局のところ、筋肉が部分的に硬くなっているのを指やひじを使ってもみほぐしたり、ゴリゴリ押したりしているだけ。つまりは**マッサージや指圧をごちゃまぜにしたようなもの**なのだな、という認識に落ち着きました。「筋膜リリース」という言葉が新鮮だったのでヒットしただけなのでは?というのが本音です。

本当の意味での「筋膜リリース」すなわち「筋膜はがし」は、整形外科などで行なわれています。エコーを見ながら患者さんに「ここが痛いですか?」と尋ね、筋膜と筋肉の間に生理食塩水を入れていくという治療法です。そうすることで筋膜と筋肉が

はがれます。

しかしそれをしたからといって、痛みが解消するかというと話は別です。私は長年病院に勤務し、整形外科医が患者さんの筋膜はがしをするのを見てきましたが、それで**痛みがなくなったという患者さんはいませんでした。**結局のところ、「ここに痛みがある」という現象にアプローチしているだけで、痛みの原因には対処できていないからです。

画期的な痛み解消法として有名になった筋膜リリースの意味が、私には今もって理解できません。

カイロプラクティックは、ボキボキ鳴らしているだけ

カイロプラクティックは19世紀の終わりにアメリカで生まれた施術方法です。

世界保健機関（ＷＨＯ）は代替療法（医療の代わりに用いられる療法）として位置付けていますが、日本ではカイロプラクティックに関する法的な資格制度は存在しま

せん。つまり施術内容に法的な根拠がないために、施術者によって技量も内容もまちまちということです。

カイロプラクティックの手技としてよく知られているのが、背中の骨（脊柱）をねじってボキボキいわせる手法です。

音が鳴るので施術を受けている側は「効いてる」気がするのかもしれませんが、私の目から見ると、指をボキボキ鳴らしているのと変わりがないのでは？という印象。

動くところだけ動いて、その結果音が鳴っているだけであり、**動かない場所にアプローチして動かすというものではないので、施術効果と言えるものはない**のではと思うのです。

脊《せき》髄《ずい》損傷や血《けっ》栓《せん》が飛ぶリスクも

それどころか、ボキボキやることで背中の骨の中（脊柱管）にある脊髄《せきずい》を損傷するリスクもあります。

脊髄というのは、脳の一番下側にある延髄《えんずい》というところから背中側に向かって伸びている細長い円柱の形をした神経の集合体です。脊髄は運動神経や感覚神経を脳から体へ、また体から脳へと伝える働きをしています。

私たちが自由自在に体を動かすことができるのは、脊髄が健康な状態だからです。交通事故などで脊髄を損傷すると、体が麻痺《まひ》して動かなくなることがありますが、それは神経の集合体である脊髄が傷ついたことで、体と脳の結びつきが遮断されたためです。

カイロプラクティックによる「背中ボキボキ」には、脊髄損傷のリスクがあります。

また、首をボキボキすることによって、**頸動脈《けいどうみゃく》にたまったコレステロールが血栓《けっせん》となって脳に飛び、脳の血管を詰まらせて脳卒中を起こすリスクもあります。**

アメリカではよくカイロプラクティックによる事故が起こりますが、むしろ脊髄損傷による神経障害よりも、頸動脈から血栓が飛んで脳の血管に詰まる事故のほうが多いのではないかと思います。

いずれにせよ、体を外的な強い力によって速く動かすというのは、体にとって負担が大きいものです。その意味でもカイロプラクティックはお勧めできません。

鍼灸にあるのは麻酔作用だけ

鍼灸の効果は麻酔のようなものなのではないかと思います。痛みを感じる痛覚を鍼《はり》でちょっと刺激して、痛みを感じさせなくしているのでしょう。

現在のところ、痛みの一時的な解消に役立つのは、

①麻酔注射を打つ

②氷で冷やす

③鍼を打つ

の3つです。

医師は①の麻酔注射を、私たち理学療法士は②の氷を、鍼灸師は③の鍼を使って、一時的に患者さんの痛みを取っています。

いずれにせよ**一時的に痛みを感じさせなくさせているだけなので、根本的な治療にはなりません。**

鍼灸院の「健康保険が利く」はウソ？

ある人から「鍼灸って高いですよね。保険が利いても、1時間7000円とか平気でしますもんね」と言われて、「えっ？」と思いました。

私の推測ですが、おそらく鍼灸院側は患者さんに「保険が使えるので保険証を見せてください」と言ってコピーを取りはするものの、保険請求はしていないでしょう。健康保険の自己負担割合は一般の人の場合3割です。「保険が利くのに7000円もするのか。すごく高い施術なんだな」と患者さんに思わせるためにわざとやっているという疑念を抱きます。

根本的な治療にならず、しかも高い。なおかつ保険が利くように思わせておきながら、実は利いていなかった…。そんな事実を知ってもなお、あなたは鍼灸治療を続けたいと思いますか？

これが、電流を流す施術の正体！

整体院とか整骨院と銘打ったところでは、痛みのある部位に電極をつけて電流を流す施術を行なっている場合があります。

何やらご大層な機械を使っての施術なので、一見すると効果がありそうな錯覚に陥りますが、私の知る限りでは、あれで痛みが解消したという人に会ったことがありません。

それもそのはず。あの機械は痛みのゲートコントロールセオリーというものを利用しているにすぎないからです。ゲートコントロールセオリーというのは、現在痛みを感じている閾値《いきち》（感覚や興奮が起きるのに必要な、最小の強度や刺激などの量）と違った閾値の刺激を体に入れると、後から入れた刺激に気を取られて、最初にあった痛みを忘れるというものです。

つまり**痛みという不快刺激とは別の、微弱電流という刺激を入れることで、痛みを**

忘れさせようというわけです。

当然のことながら電流を止めて施術が終わったら、再び痛みを感じるようになってしまいます。

指圧で解消できる痛みはもともと軽い？

指圧は親指を中心とした指や手のひらを使って、全身のツボと呼ばれる場所を押したり、圧をかけたりする手技療法です。ツボを刺激することによって、人間の体にももともと備わっている自然治癒力をアップさせる効果があるといわれていますが、痛みに対する効能となるといかがなものかと思います。

痛いところを押圧することで、一時的に気持ちがいいと感じる人がいるのは否定しません。しかし、そもそも押されて「気持ちいい」と感じるということは、「その程度の痛みだった」ということなのではないでしょうか。

ひざが痛くて歩けないとか、腕が痛くて服が着られないとか、夜、寝ていても肩がうずくという人は、おそらく指圧で「気持ちいい」とは感じないでしょう。
その意味では**マッサージ同様、リラクゼーションの一種と考えたほうがいい**でしょう。痛みの改善は期待できないと思ってください。

そもそも痛いときに筋トレってできるの…!?

痛みのない体をつくるためには筋肉の強化が必要であり、そのために筋トレをしようという声もあちらこちらから聞こえてきます。その考え方自体は間違ってはいません。

しかし、腰痛に悩む患者さんが買った「腰痛が治る」というテーマの本の話を聞いたときは、目が点になってしまいました。その本には腰痛を治すための体操がたくさん掲載されていたものの、ただし書きに「痛いときはこの体操はしないでください」と書かれていたというのです…。痛みが取れるのを期待して買った本なのに、痛いときはこの体操をやっちゃダメというのは意味がわかりません。

この本のコンセプトうんぬんはともかくとして、**痛みが消えない限り、痛みの予防としての筋トレすらままならないのは事実**です。

体に優しいイメージがあるヨガ。実際はかなり負担がかかっている

健康維持や美容のためにヨガをやっている人が大勢います。エアロビクスなどの激しいダンス系の動きは無理だけれど、ヨガなら動きがゆっくりだから自分にもできるのではないかと思うのでしょう。また、多くの人は自分の体が硬いことにコンプレックスを抱いています。ヨガをすることで、しなやかで柔らかい体がつくれると夢を描くのではないでしょうか。一見するとハードルが低くて、なおかつ美しい体がつくれそうなところが人気を呼んでいるのだと思います。

しかし、ヨガにも落とし穴があります。それは、知らず知らずのうちに無理をしがちだということ。実はヨガのレッスンでは、その人の可動域を超えて負荷をかけていくようなポーズを取らされることが多いのです。

動きがゆっくりであるために、やっている人たちは過重な負荷がかかっていることをあまり感じないようですが、実のところ**体に無理を強いていることが少なくありません**。

それ以上動かない関節を無理やり動かしたらどうなるでしょうか？　当然、故障が起こりますね。結果として、**可動域を超えた動きをすることで関節のズレの原因となり、痛みを引き起こすことになりかねません**。

「施術ビジネス」に10万円以上をだまし取られたAさん

体に痛みがある人にとって、痛みの解消は悲願と言っても過言ではありません。痛みは人からエネルギーや意欲、希望など、いろいろなものを奪っていきます。

だからみんな痛みを取りたい、痛みから解放されて元気になりたいと思い、さまざまな情報を集め、次から次へと施術を受けるようになっていきます。

しかし、そうなったら要注意。そんなあなたにつけこんで一儲けしようとする人間が、手ぐすねを引いて待っているかもしれないからです。

これは私が知人から聞いた話です。

仮にその知人をAさんとしましょう。コンサルタントをしているAさんは、知り合いから「セールスがすごくうまいBさんという治療院の経営者がいるから、会ったら勉強になるんじゃない？」と紹介されたのだそうです。Aさんには特に健康上、気になっているところはなく、あくまでも営業のやり方の参考にするためにBさんの経営する治療院を訪ねました。

最初に問診票を書かされているときから、Bさんの営業手腕が発揮され始めました。Aさんの体の中の、悪いところを何とかして見つけようという方向でヒアリングがなされたのです。改めて問われてみて初めて、Aさんは夏になると足がつりやすかったり、過去に首を痛めた経験があったりすることを思い出し、そのことをBさんに話しました。

するとBさんは「では次に全身の写真を撮ってみましょう」と言います。姿勢を見るためだそうです。Aさんの全身写真を見ながらBさんは「横から見たときの体のバランスがよくありませんね」と言い、「ちょっと体を触らせてください」と切り出しました。そしてAさんの腰に手を当てながら「めちゃくちゃ腰が硬いですね。このままだとぎっくり腰になってしまいますよ」と言うのです。

それを解決するには次の3つが必要だそうです。

①骨盤の位置を正しい位置に戻すため整骨をする。骨をグキグキやるので、多少痛みが伴う

②今のままでは筋肉が硬いので、骨の位置を矯正してもすぐに元に戻ってしまう。マッサージで筋肉を柔らかくする

③柔らかくなった筋肉を維持するために医療用の電圧の高い器具で、インナーマッスルを鍛える

Aさんはその3つをその場で体験してみました。骨のグキグキも気持ちよかったですし、マッサージ後は筋肉が柔らかくなったような気がしました。電流を流す器具を使ったときは、ただベッドに横になっているだけなのに筋トレして頑張っている気分になれました。確かにBさんが言うように、この3つがそろっていて初めて効果が期待できるように思えました。

Aさんにとって何よりも魅力的だったのは、「マッサージは保険が利きますよ」という一言。「保険適用にするために、もし関係機関から電話がかかってきたら、こう答えてくださいね」というアドバイスをされました。今となっては自分も違法行為に加担していたのでは？と思っていますが、そのときは「保険が利くのはありがたいな」という気持ちしかなかったそうです。

こうしてAさんはその治療院に通うことになったのですが、そのときによって整骨の質が著しく異なること、マッサージがあまりうまくないことに気づき始めます。整骨はいいときはスッキリ感が得られるのですが、下手なときは違和感が残りました。マッサージについては、「気持ちいい」と思えたことがありませんでした。

とはいえ、電流を流してインナーマッスルを鍛える機械が使えることには強い魅力を感じたのだとか。「そこに行かないとそのすごい機械が使えない」ということにスペシャル感を見出していたのだそうです。

これら3つの施術のパッケージに、Aさんが最初に払ったお金は12～3万円…。

半年ほど経ったころ、「これはだいぶ悪化してきていますから、鍼も組み込んでいきましょうか」と言われ、さらに追加費用を払っての鍼灸治療も始めたそうです。

このようにして、Aさんは営業のうまい治療院経営者に、けっこうなお金をつぎ込むことになってしまいました。しかし、もともと自覚している不調はなかったため、体調には変化がなかったそうです。

付け込まれないためには正しい知識を！

Aさんの場合、「経営者の営業手法を見てみたい」という、一般の人が治療院へ行くのとは違う目的で訪れました。にもかかわらず、なんだか自分にも悪いところがあるような気がして、「健康のためなら」とお金を出して通うことになってしまいました。健康な人ですら、悪質な業者にかかるとそうなってしまうのです。

「痛みにすごく効く！」と言われた場合、痛みに悩む人にはもっと心に響く言葉でしょう。痛みが長く続いている人なら、藁《わら》にもすがる思いでたくさんの情報を集め、自ら火中に飛び込んでしまうことも十分に考えられます。

ちょっと言葉は悪いですが、そもそも痛みをなくしたくて、次々とマッサージやストレッチ、鍼灸院などを転々としていること自体、だまされ続けているともいえます。

根本的な解決にならないような施術に大枚をはたくことほどもったいないことはありません。お金はもとより、時間を無駄づかいすることにもなってしまいます。

そんな事態に陥らないようにするには、**一にも二にも痛みというものがどういうものなのか、そしてその根本的な解消法にはどのようなものがあるのかを知ることが大切**です。あなたを守ってくれるのは、正しい知識なのです。

この章では、腰痛やひざ痛、肩こりがなぜ解消しないのかということと、代表的な治療法や施術法ではなぜ痛みが改善しないのかということについてお話ししてきました。

続く第2章では、「痛みの真犯人。9割は「関節のズレ」である」というタイトルで、痛みの本質に迫りたいと思います。

第２章

痛みの真犯人。９割は「関節のズレ」である。

痛みをすぐに消し去ろうと思ってはならない!?

痛みは本当につらいものです。今現在、痛みが続いている人の中には「痛みなんか感じなければいいのに…」と思う人もいることでしょう。

しかし実は、痛みがあるからこそ私たちは自分の体を守ることができているのです。痛みとは、体に何か異変が起こっているとき、その警告として発せられるものであり、私たちに「体が非常事態になっているよ!」と教えてくれるものだからです。

生まれながらにして痛みを感じない「無痛症」という病気を持った人がいます。不幸なことに、この病気の方たちはあまり長生きできません。体からの警告である痛みを感じることができないからです。

身近なところでは、糖尿病の患者さんの中に、合併症として神経障害が起こり痛みに鈍感になっていく方たちがいます。糖尿病で足が壊死《えし》し、不幸にも切断に至る方もいます。

人は「痛い」と感じるから自分の体の異変に気づくことができ、「この痛みを解消するために、治療しなければ」と思うものです。

ところが進行した糖尿病の患者さんは、神経障害によって痛みを感じにくくなっているため、最初の症状として足指が黒く壊死しているにもかかわらず、「痛くないから」という理由で放置してしまうことが少なくないのだそう。気づいたときには下肢全体に広がって、切断を余儀なくされるということが起こりやすいのです。

このように痛みは、私たちが生命維持するために重要な役割を果たしています。

ですから痛みを疎《うと》んじるだけでなく、痛みを感じたときは体が何かの警告を発しているのだと思ってください。**やみくもに痛みを消すことを考える前に、痛みをきちんと受け止めること、そして痛みの原因を突き止めていくことのほうがずっと大切**なのです。

痛みの原因がない場所を手術してしまう……

原因を知ることなしに痛み止めの薬を飲み続けたり、注射で麻酔をしたり、湿布を貼ったりしても、それはただ単に痛みをごまかしたり感じなくさせたりしているにすぎません。原因の解決にはならず、むしろ何か重篤《じゅうとく》な原因があった場合、痛みをごまかしているうちに症状がどんどん進んでしまうリスクすらあります。

私が特に疑問視しているのは、整形外科で行なわれている神経ブロック注射。神経ブロック注射というのは、神経や神経の周辺に局所麻酔薬を注射して、痛みの伝わる経路をブロックすることによって痛みを感じなくさせるというものです。

神経ブロック注射をして痛みが消えたとしたら、そこに痛みの原因があるということになります。手術でその原因を取り除かなくてはいけません。ところがなぜか整形外科では、「注射で痛みが消えるのだから」という理由で、神経ブロック注射を使い続ける治療を行ない、手術を**しません**。

逆に神経ブロック注射で痛みが消えない場合、痛みの原因はそこにはないということです。でも今度は、整形外科では「注射で痛みが消えないので、手術をしましょう」という方向にいってしまうのです。

もう一度、整理してみましょう。

・**注射で痛みが消える**　↓　痛みの原因が**そこにある**　↓　その原因を**手術で取り去るべき**
・**注射で痛みが消えない**　↓　痛みの原因は**そこにはない**　↓　**手術しても痛みは解消しない**

まともに考えればこうなるはずです。

それなのになぜか、逆のことをしてしまっているわけです。「原因がわからないから、患部を開けて見てみましょう」という流れになってしまいます。

「原因がそこにないのに、手術をして何の意味があるのだろうか？」と私などは思ってしまうのですが、このようによくわからないことがまかり通っているのが医療現場の実状です。

画像で全く判断がつかない痛みも存在する

なぜこのような見当違いなことが医療現場で起こっているかというと、ほとんどの医療者が「レントゲンや内視鏡などで可視化できる痛み」にしか対応できていないからです。

一般的に画像や検査で異常を認める慢性痛の原因は、次の2つと考えられています。

①局在がわかっている体性痛

②内臓痛

①は皮膚や骨、筋肉、関節といった組織に傷がつくことによって起こる痛みです。たとえば手足に切り傷を負った場合、傷のあるところが局所的に痛みますよね。局在がはっきりしていて、肉眼で確認できたり画像診断が可能であったりという特徴があります。診療科目でいえば外科の担当領域となる痛みです。

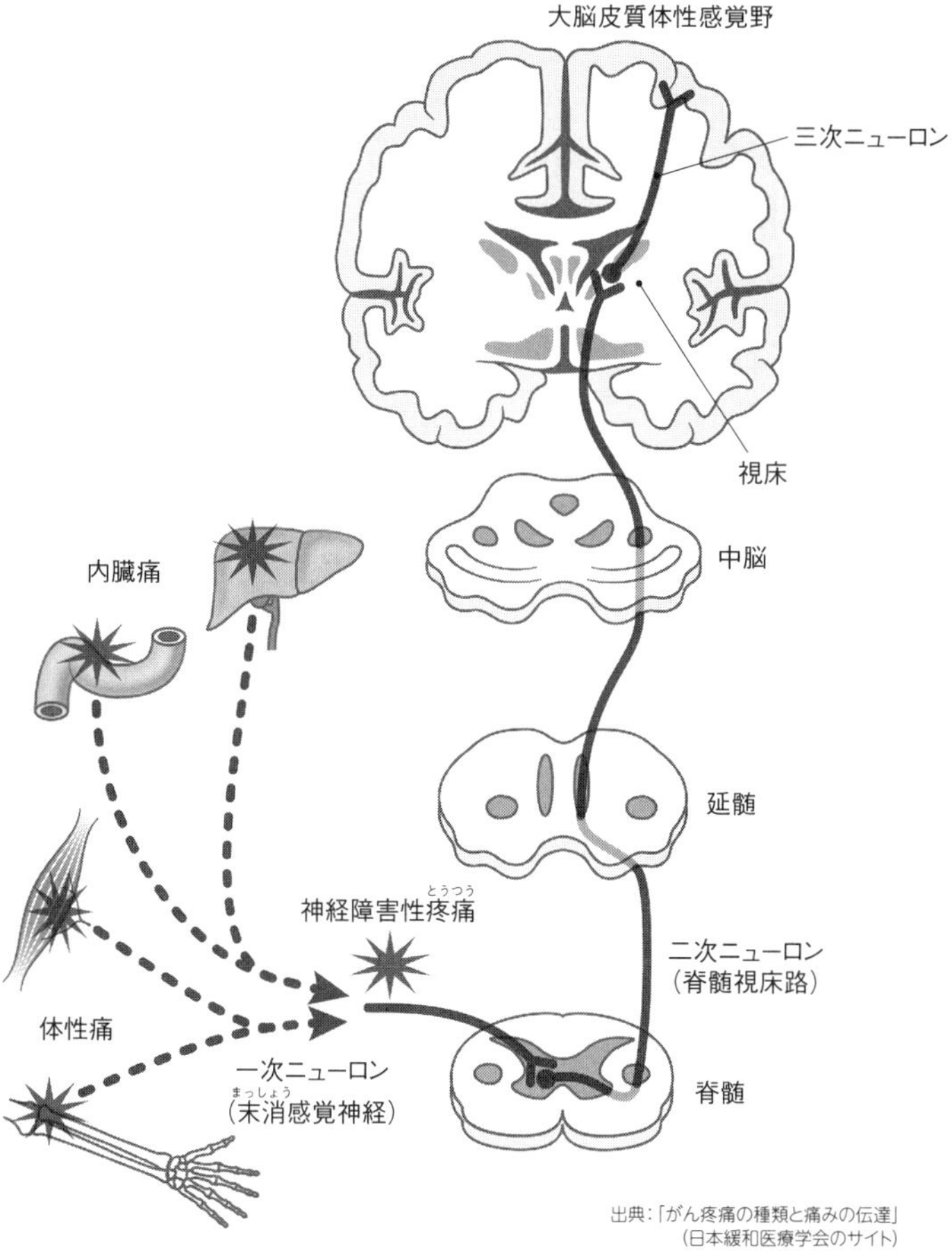

図２　一般に知られている痛みのメカニズム

②は内臓疾患からくる痛みのこと。胃や腸、肝臓、腎臓《じんぞう》などに炎症が起こったり腫瘍《しゅよう》ができたりすることによる圧迫や、臓器を覆っている膜が急に伸びたりすることによって起こる痛みです。これは、血液検査で数値化できる特徴があります。診療科目でいえば内科の担当領域になります。

局在のわかっている体性痛も内臓痛も、末梢《まっしょう》感覚神経が痛みの刺激を受けたあと、「脊髄→延髄→中脳」と伝達され、大脳で痛みとして認知されることがわかっています。

この2種類の痛みは、経路がわかっているため対処法が確立されています。

問題は、「痛みの原因がある場所」と「痛みの出る場所」が一致しないケースです。この痛みは外科の領域に該当する①の痛みでも、内科の領域である②の痛みでもありません。「所見のない第3の痛み」とでも呼ぶべき痛みです。

目に見えない「第3の痛み」は、骨膜を伝って離れたところで発生する

では第3の痛みは、何によって伝わるのでしょうか？　おそらく骨膜《こつまく》伝導ではない

かというのが私の考えです。

骨膜というのは、骨を覆っている強靱《きょうじん》な繊維組織です。スペアリブなどを食べたとき、骨に貼り付く薄い膜が残っているのに気づいたことはありませんか？　あれが骨膜です。

骨折したとき、骨が筋肉の中にばらばらに飛び散らずにすむのは、骨膜によって覆われているためです。

骨膜は関節のところでは、関節包《かんせつほう》という弾力に富んだ組織になります（P54の図3）。骨膜も関節包も、中に血管や神経、リンパ管などが張りめぐらされているため、関節がズレたことで関節内に引っかかりが起こると、その刺激が骨膜を伝って離れた場所に痛みを生じさせるのではないかと考えられます。

このようにして、痛みの原因がある場所と痛みの出る場所が異なった、目で見えたり数値化できたりすることのない第3の痛みがつくられていくのです。

残念なことにこの「第3の痛み」は、ごく限られた一部の医療関係者にしか知られていません。外科にも内科にも属するものではないからです。

そのため、外科的もしくは内科的に原因が見つからない痛みは、現在のところ、「メ

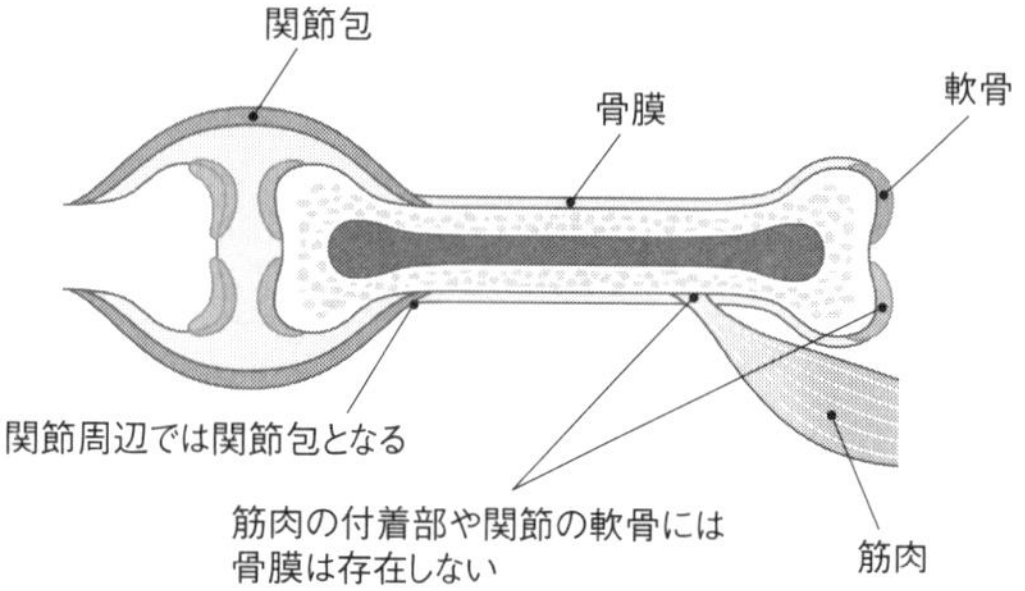

図３　骨膜と関節包

ンタルからくるもの」として扱われ、最終的に患者さんたちは精神科や心療内科に送られることが多いようです。

実際にメンタルに起因している痛みもあるのかもしれませんが、私は**十中八九、メンタルではなく骨膜伝導によるもの**なのではないかと思っています。

というのも私が接した患者さんたちの多くから、「メンタル的なものではないかと言われ、精神科や心療内科で薬をもらって飲むようになったけれども、痛みが解消しなかった」と聞かされた経験があるからです。

「第３の痛み」は、関節内の不具合に原因がある

では、骨膜を通じて伝わる痛みの根本的原因は何なのでしょうか。

その原因は関節にある、と私は考えています。もっと詳しく言うと、**関節内で生じた微細なズレによって、関節が本来通るべき道を通れなくなっていることが原因で、骨膜を伝って痛みが遠くに運ばれている**のではないでしょうか。そう考えると、原因の所在が不明な第３の痛みの説明がつきます。

第３の痛みについて最初に着目し提唱したのは、アメリカの整形外科医であるマクメンネル博士です。１９４０年代ごろのことで、アメリカの物理医学（内科、外科ではない医学の一つ。日本だと理学療法がそれに近い）はそこから発展し、関節治療が行なわれるようになったそうです。

１９７０年代に理学療法士の宇都宮初夫先生がアメリカからこの考えを持ち帰り、国立大阪南病院において、アメリカの物理医学専門医の博田節夫先生と、医療の中で

使用できる新たな治療法の開発に取りかかられました。

理学療法士である宇都宮先生は、２０００年から再発の少ない技術にするために、関節生物学を取り入れ従来の治療手技を見直すことによって、身体の痛み解消だけでなく、可動域の広がり、力の発揮のしやすさを再現できるようにしたのです。そしてその手技を「ＳＪＦ※」と名付け、今では学会を立ち上げ理事長となり、開発ならびに技術指導の先頭に立っておられます。

お二人の先生から直々に関節治療のやり方を学んだ私は、その手法を使って、原因不明の痛みに悩む患者さんたちの施術を行なっていますが、ほとんどの人たちの痛みがその場で軽くなります。**どんなに重症の方でも、2～3回通っていただくと日常生活にあまり不自由がない状態まで快復します。**

私の施術は、関節のズレを元に戻すというものなのです。それによって痛みが消えるということは、痛みの原因が関節のズレというきわめて物理的なものに原因があるということに他なりません。

こうした物理的な原因で生じた痛みを扱うのは、日本においては理学療法の分野と

※ SJF…「エスジェイエフ」と読み、Synovial Joints Facilitation（サイノビアルジョインツファシリテーション：関節ファシリテーション）の略。当初は、動きにくい関節を動かそうとする目的（関節機能障害の治療）で宇都宮初夫により開発された治療法だった。1979年から研究開発に着手したが、2000年より再発率を低める技術にするために、関節生物学を取り入れ従来の治療を見直して誕生した。

いうことになります。この分野でプロフェッショナルなのは、言うまでもなく理学療法士です。

理学療法士がこの痛みのメカニズムを理解し、関節のズレを戻す手技を持っていれば、患者さんに苦痛を与えることなく「第３の痛み」を取り除くことができるでしょう。

しかし現状では、日本の理学療法士の多くは第３の痛みのメカニズムに関する知識を持たず、関節のズレを戻す手技も持ってはいません。

本当にもったいないことです。物理医学のプロである理学療法士自身にとっては、せっかくの知識や技術を活かせていないということですし、何よりも内科的・外科的には「原因不明」とされる痛みを抱えた人たちにとって、大きな損失だと思うのです。

関節の中はこうなっている

内科的・外科的には原因不明の第３の痛みの原因は、関節のズレによって起こる関節内の機能障害にあります。

ここで第3の痛みの発生源となる関節の構造について見ていきましょう。わかりやすくするため、体の中でも大きな関節であるひざ関節の例（P59の図4）を挙げてご説明しますが、体のいたるところにある関節は、形の違いはあってもひざ関節とほぼ同じ構成だと思ってください。P26にある図1をP59で再び掲載します。

関節は骨と骨をつなぐことで、体を動かしたり、体にかかる衝撃を吸収するクッションのような働きをしたりしています。

関節は部位によっていろいろな形や機能を持っていますが、基本的にはひざ関節に見られるように次のような組織で構成されています。

- **関節軟骨…骨の表面を覆う厚さ2～4㎜の層で、衝撃を吸収し、骨と骨のすべりをよくする働きをします。**
- **関節包…関節を囲んでいる袋状の被膜のことをいいます。**
- **靭帯《じんたい》…骨と骨をつなぐ短い束のことをいい、つなぎ目を補強する働きをします。**
- **関節液（滑液）…関節の潤滑油としての役割を果たします。関節を動かすことによって分泌されます。**

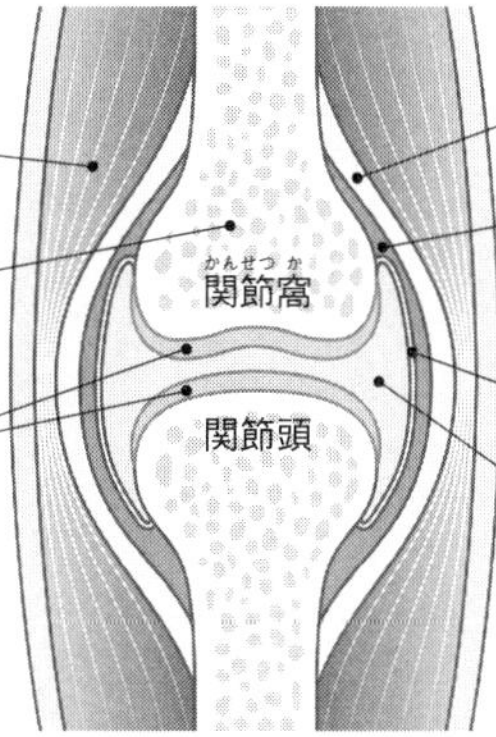

図１　関節の構造

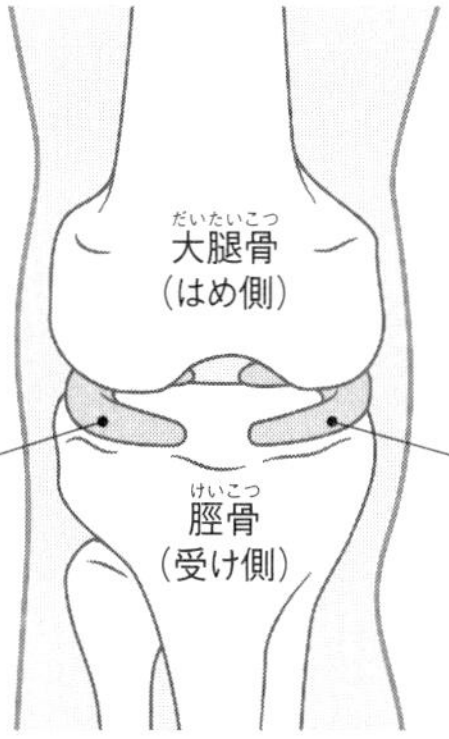

図４　ひざ関節の構造

・**滑膜《かつまく》…関節包の内側に存在し、関節液（滑液）をつくりだす働きをします。**

これらの組織が正常な位置にあれば、健康な状態であるといえます。

関節は「はめ側（凸）」と「受け側（凹）」で構成される

では次に、骨の構造という点から関節を見ていきましょう。

第1章でも少し触れましたが、関節は骨の形状からすると「はめる部分（凸）」と「受ける部分（凹）」によって構成されています。

ひざ関節の例（P59の図4）でいえば、大腿骨《だいたいこつ》（太ももの骨）のほうが「はめ側（凸）」、脛骨《けいこつ》（ひざから下の骨）のほうが「受け側（凹）」ということになります。

「はめ（凸）」と「受け（凹）」がしっくりなじみ、引っかかりを起こすことなくスムーズに動く状態にあることが、健康な関節の条件です。

関節は一直線上でただ動くわけではない

ひざ関節は、はめ側(凸)、受け側(凹)の２つの関節が引っかかりなく動くことによって、自由にひざを曲げたり伸ばしたりすることができます。

ひざ関節を曲げる角度は、歩く・イスから立ち上がる・しゃがむ・自転車をこぐ・正座するなど、動作によって異なります（Ｐ62の図５）。

ひざの曲げ伸ばしの際、ひざ関節の中では「すべり運動」と「回転運動」の２つの関節内運動が起こります。

①すべり運動

すべり運動とは、骨がもう一方の骨の上を前後にすべる動きをいいます。

Ｐ62の図６は右足のひざ関節の図で、（１）がひざを伸ばした状態、（２）がひざを直角に曲げた状態、（３）が１２０度曲げた状態、（４）が１２０度以上曲げていった

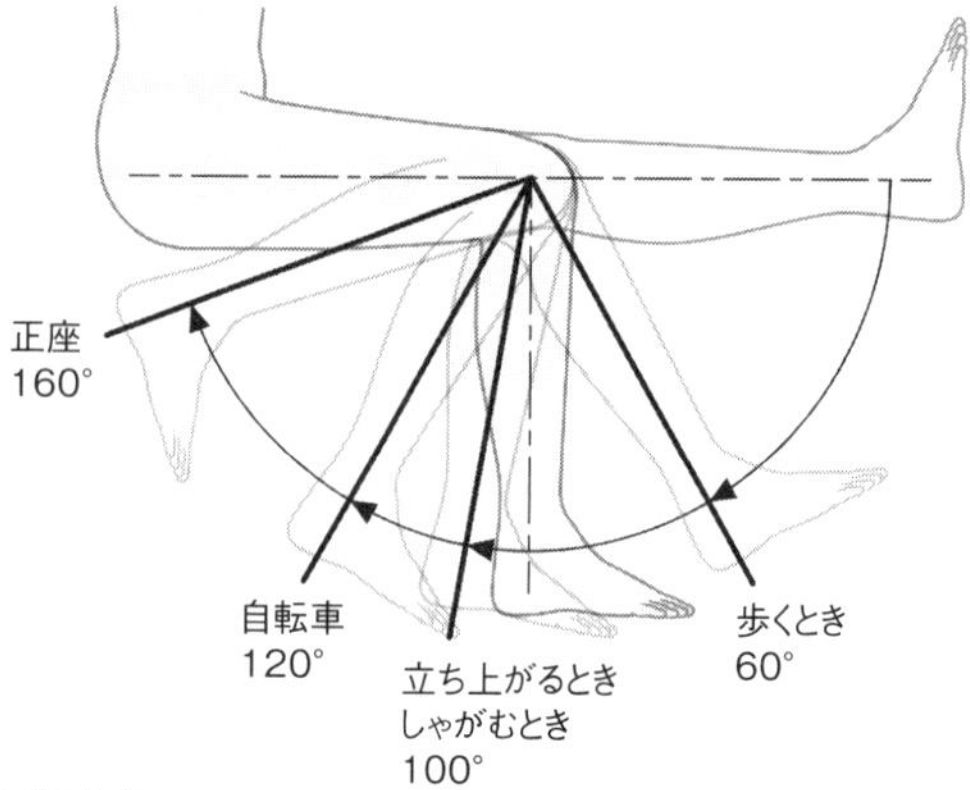

図5　ひざの曲がる角度

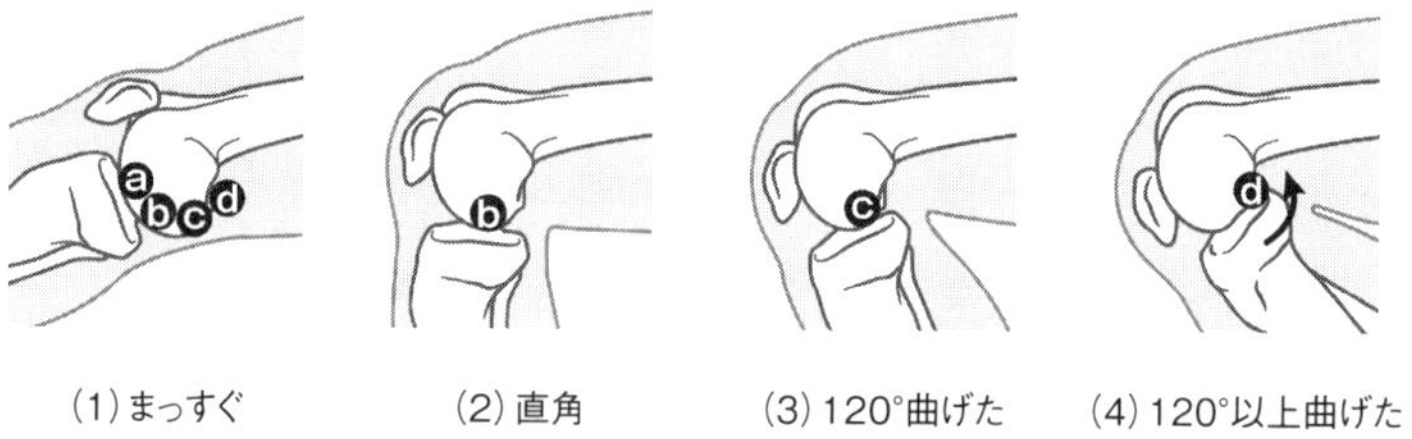

図6　右ひざを曲げた際の関節の動き（右ひざの内側）

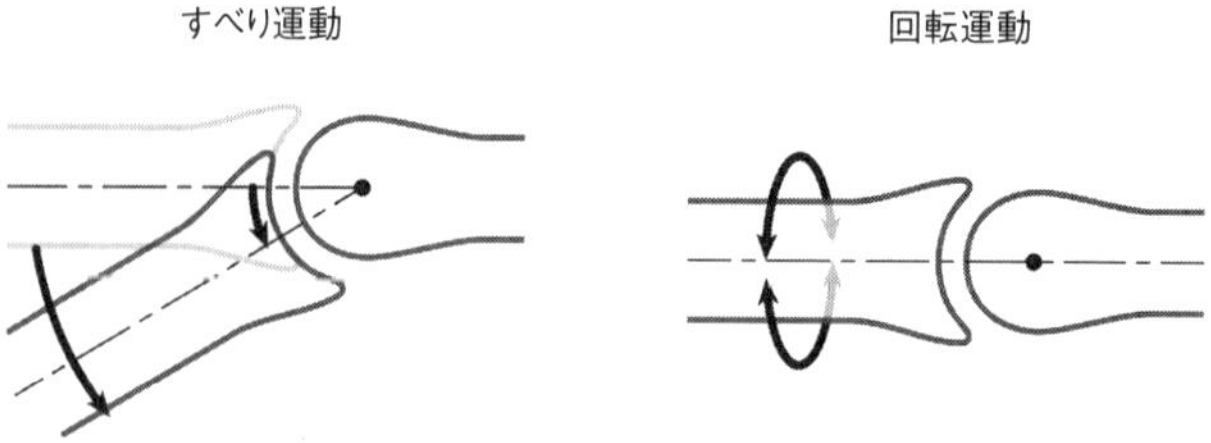

図7　すべり運動と回転運動

状態を表しています。

ひざを曲げたとき、接点はａ→ｂ→ｃ→ｄのそれぞれに移動しているのがわかりますか？

これは脛骨側が、大腿骨側の関節面の上を後方にすべっていることを示しています。

ちなみに、すべり運動で曲げることのできるひざの角度は１２０度までです。

②回転運動

図６の（４）のように、ひざを１２０度よりも深く曲げるには、すべり運動だけでは足りず、回転運動が加わります。

たとえば正座をするには１６０度の角度よりもひざを曲げることが必要になりますが、それは脛骨側が外側に回転することによって可能になります。

この回転運動は、壊死したり変形したりした関節の代わりに入れる人工関節にはできない動きです。人工関節で可能なのはすべり運動だけなので、ひざに人工関節が入っている人は、残念ながら正座はできません。

このように**関節は、蝶番《ちょうばん》のように1つの軸で動くわけではなく**、単なる骨と骨のつなぎ目ではないのです。私は常々、関節について、関節包という膜に包まれた小宇宙のようなものではないかと考えています。中は関節液という滑液で満たされていて、新陳代謝（細胞の生まれ変わり）も起こります。

人工関節にすると、15年に一度入れ替えの手術が…

ひざ関節や股関節などが壊死したり変形したりした場合は、悪くなった関節を人工関節というものに置き換える手術（人工関節置換術）をします。

骨の中に打ち込むという点で、差し歯と似たようなものだとイメージするといいでしょう。**踏ん張りが利かない**という点でも、人工関節は差し歯と似ています。

また、ひざに関していえば曲がる角度も120度まで。階段も上りにくくなります。

体内に人工の異物を入れることになるため、**感染症を起こしやすい**というリスクもあり、次第にゆるんでくるので15年経つと入れ替えが必要ともいわれています。

若ければ若いで、**15年に一度の入れ替えが数回に及ぶことになる**という点で大変です。高齢であれば高齢であったで、入れ替えの手術の際に体力的な面で全身麻酔に耐えられるか、といった問題が出てきます。たとえば70歳で初めて人工関節置換術を受けたとして、15年後に再手術となると85歳になってしまいます。そのとき果たして体力的に耐えられるでしょうか？　寝たきりになってしまうこともあり得ます。

手術の際の処置次第では、術後の**足にむくみが出る**リスクもあります。

出血を止めるために毛細血管を焼いてふさぎながら手術を行なうのですが、あまり腕がよくない医師の場合、出血量が増えるため、その分、ふさぐ毛細血管の数も増えます。

すると手術後に、血管中の水分が本来流れるはずの場所に流れていかなくなり、むくみを起こすリスクが高くなるのです。

関節が正しい通り道を通りさえすれば、人工関節になるリスクを１００％回避できるとは限りませんが、関節の健康を保つ努力をすることがリスクの軽減につながるのは間違いないでしょう。

関節が「正しい通り道」を通れないと痛みが起こる

さて、関節が正しい通り道を通れず、脱線してしまった場合はどうなるのでしょうか。

P67の図8は、すべり運動の際、関節の後ろ側が引っかかりを起こしている様子を表したものです。

図8のように関節内で引っかかりが生じると、関節をスムーズに曲げることができません。

また、痛みが起こるので、筋肉がそこを守ろうとして収縮を始め、それが筋肉の部分的なこりとなっていきます。

関節内で引っかかりが起こり、関節の動きがスムーズでなくなったり痛みが生じた

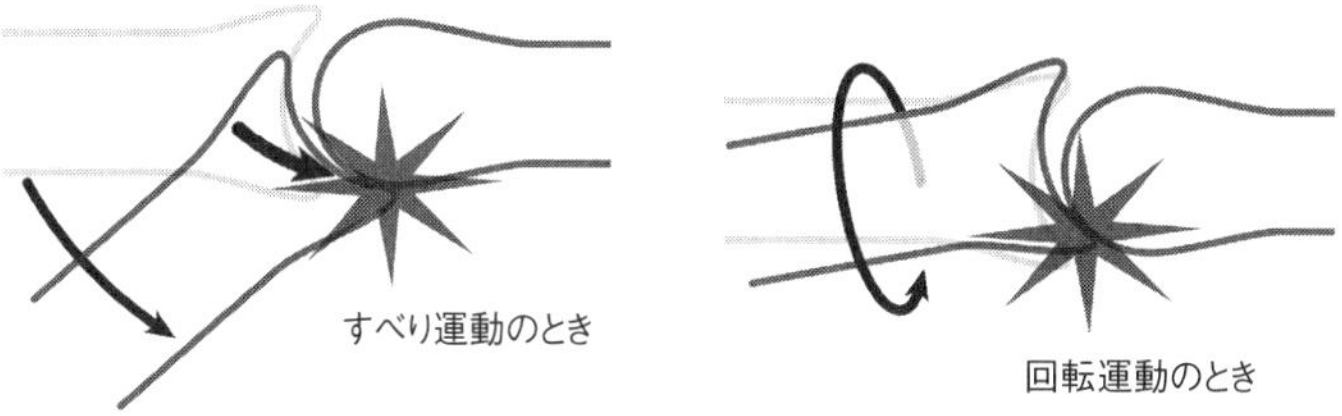

図８　関節が正しい通り道を通れない例

りする関節機能障害が起こりやすい部位は、

①動きが微細な関節
②体重などのストレスがかかりやすい関節
③よく使う（動かされる）関節

です。

その代表が、骨盤の一部である腰仙関節、肋骨の関節、一番上から３番目までの頸椎、手首や足首の関節となります。

これらの関節には痛みの原因が生じやすく、遠く離れた関節に痛みやこりを放散することも治療結果からわかってきました。

多くの人がマッサージや指圧に通うのは、筋肉が硬くなって痛みが出ると考えているからでしょうが、私はこの順番は逆なのではないかと考えています。

何らかの原因で関節が本来の通り道から脱線すると、関節内で引っかかりが起こりスムーズに動かなくなります。

しかし人は、関節の中で起こっていることを自覚できないため、**体はわざわざ痛みを出して「安静にしてね」と警告を出します。その警告を守ろうとするのが筋肉の役目です。部分的に硬くなって、痛みの原因をつくっている関節をそれ以上動けないようにさせます。**

ですから、やみくもにマッサージや指圧で筋肉の硬さやこりをほぐそうとしても、関節内の引っかかりは解消できないので、またすぐに硬くなって体を守ろうとします。

筋肉の硬さだけでは守り切れないときは、骨が異常な反応をして体の動きを止めにかかります。レントゲンに写る石灰沈着性腱板炎（腱板《けんばん》の上腕骨付着部や肩腱板の表層に石灰が発生する症状）がその代表的な反応です。

関節の引っかかりはレントゲンに写らない

世界で初めて、原因不明の痛みの正体が関節にあると提唱したマクメンネル博士は、「痛みを訴えて病院を訪れる患者の痛みの原因は、約9割が関節にある」と言っています。関節がしっかりと機能しない状態、すなわち関節機能障害そのものが、原因不明の痛みを引き起こしているというわけです。

この章の最初でもご説明したように、痛みは「画像診断や、数値化された検査所見で確認できる痛み」と「検査では確認できない痛み」の2つに大別されます。画像や検査所見と一致する痛みの場合、原因を見つけるのは難しいことではありません。治療できるかどうかはまた別の話として、原因の特定は可能です。

一方、画像や数値でわからない痛みの原因を見つけるのは、これまで容易ではありませんでした。

なぜならば**関節の通り道の脱線は、ほんの1～2㎜単位で起こるものなので、レントゲンには写らず、画像で確認することが不可能**だからです。

ミリ単位の通り道の脱線を見つけることができるのは、現在のところ、人の体の物理的な構造についてよく理解し、日ごろからさまざまな患者さんの体に触れている治療経験の豊富な一部の医師や理学療法士に限られているというのが現状です。

この章では、目に見えない第3の痛みの原因が、関節の通り道の脱線にあることを、関節の機能を含めてご説明してきました。

次の章では、数ある関節の中でも痛みをコントロールする上で最重要となっている腰仙関節を中心にお話をしたいと思います。

第３章

腰仙関節を制する者が痛みを制す。

痛みコントロールのキモは腰仙関節にあり！

第2章では関節にズレが生じ、正しい通り道から脱線すると痛みの原因がつくられ、それが骨膜を伝って体のあちらこちらに痛みとなって表れるというお話をしました。

人の体には200を超える関節があります。その中に、体中の痛みにかかわっていると思われる重要な関節が存在します。それが、骨盤を形成する関節の一つである「腰仙関節」です。

「腰仙関節って何?」「そんな名前の関節、知らないよ」。おそらくたいていの人が、そのような反応をするのではないでしょうか。

しかし実際問題として、名前も聞いたこともないようなマイナーな関節が、痛みをコントロールする上で重要な役割を果たしていることが、一部の理学療法士の間で知られるようになってきているのです。

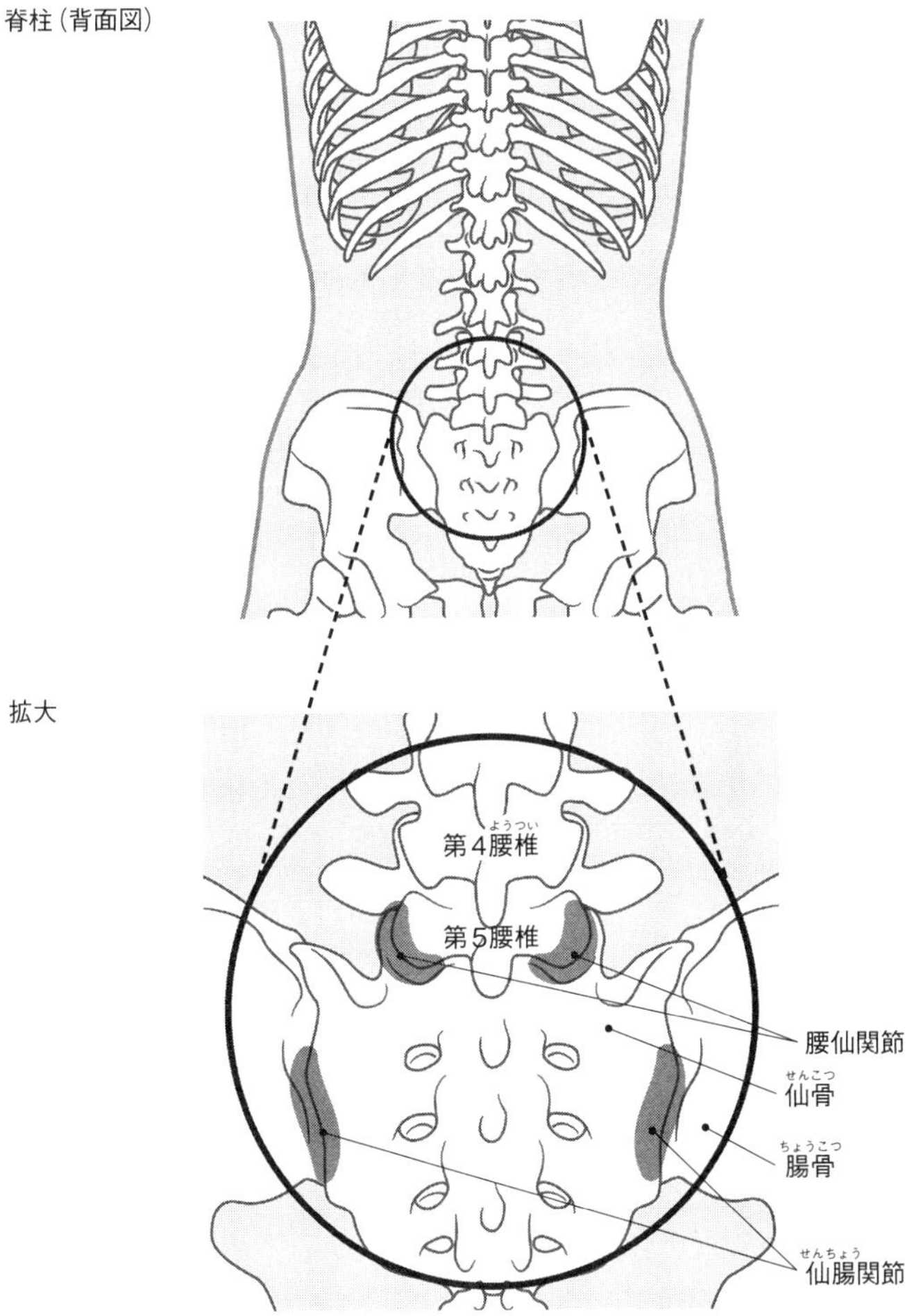

図９　腰仙関節と仙腸関節

最初に着目されたのは仙《せん》腸《ちょう》関《かん》節《せつ》だった

ひところ、腰仙関節の近くにあり、腰仙関節の5倍の大きさを持つ「仙腸《せんちょう》関節」という関節が、腰痛を改善するカギであるとして話題になりました。

仙腸関節の調節をテーマとした本でヒットしたものもあるため、ご存知の方もいらっしゃるかもしれません。実際、日本における関節機能障害の治療は仙腸関節の調整に端を発しており、その時期は1970年代にまでさかのぼります。

最初に仙腸関節に着目したのは、ともに国立大阪南病院に勤務していた理学診療科医長の博田先生と、理学療法士の宇都宮先生のお二人です。博田先生はアメリカで物理医学を、宇都宮先生もアメリカで関節モビライゼーションという関節の痛みの解消や可動域を広げて動かしやすくする手技を学びました。

当時、日本ではまだ関節内に引っかかりが起こり、それが痛みの原因になるとする関節機能障害については知られていませんでしたが、アメリカではすでに研究が進んでいたのです。「患者さんの慢性的な痛みを解消してあげたい」という切なる願いを持ち、ほぼ同じ時期にアメリカで最先端の関節治療を学んだ博田先生と宇都宮先生は、日本に帰国したタイミングで偶然にも同じ病院に勤務することとなります。医師と理学療法士という最強の組み合わせが、ここで誕生しました。

とはいえ、宇都宮先生がアメリカで学んできた手技はカイロプラクティックのように骨をボキボキ鳴らしながら矯正していくというものだったため「危険すぎるのではないか」ということで、そのまま患者さんの治療に使うことはためらわれたそうです。

そこで、アメリカで学んだ「関節機能障害に原因不明の痛みを改善・解消するカギがある」という考え方に基づき、お二人は患者さんの体にダメージを与えない、新たな手法を模索し始めました。物理的に骨にアプローチすることが痛みの改善につながるのであれば、何もわざわざ骨をボキボキ鳴らすようなリスクの高い治療をすることはないと考えられたのです。

具体的には、脊椎《せきつい》を揺らすように優しく一つ一つ動かしながら、痛みが出る場所とその責任部位（痛みの原因がある場所）を特定する研究に没頭しました。

風穴が開いたのは、１９８０年代はじめのこと。博田先生自身が交通事故に遭ってむち打ち症になったのがきっかけでした。自分で脊椎を揺らすように動かしていったところ、第1頸椎《けいつい》に触れたときにむち打ち症の痛みが消えたというのです。

このとき先生たちはすでに骨盤の調整にも注目していたため、「骨盤調整＋患部に近い関節」へのダブル治療で、よりいっそう治療効果が上がることを検証し始めます。

すると先生たちの予想通りでした。脊椎だけでなく、骨盤まで含めた体の後ろ側の骨を一つ一つ動かしながら検証を重ねた結果、中でも仙腸関節を調整することで患者さんの痛みが軽くなったり消失したりすることを発見します。

私は1988年、理学療法士養成校の病院実習で、博田先生から直接その手技を学ぶ幸運に恵まれました。先生の手法は、仙腸関節に手を当てて優しく揺らしながら調整していくというものです。

強い力は必要としないため、患者さんに苦痛を与えることもありません。

このやり方で先生はリウマチの患者さんをはじめ、事故の後遺症で痛みに苦しむ患者さんたちの痛みの緩和治療を行なっていました。当時、まだリウマチの薬の開発はあまり進んでおらず、痛みに悩む患者さんは多かったのです。

先生が仙腸関節の調整をするや否や、患者さんたちの顔がパッと明るくなり「先生

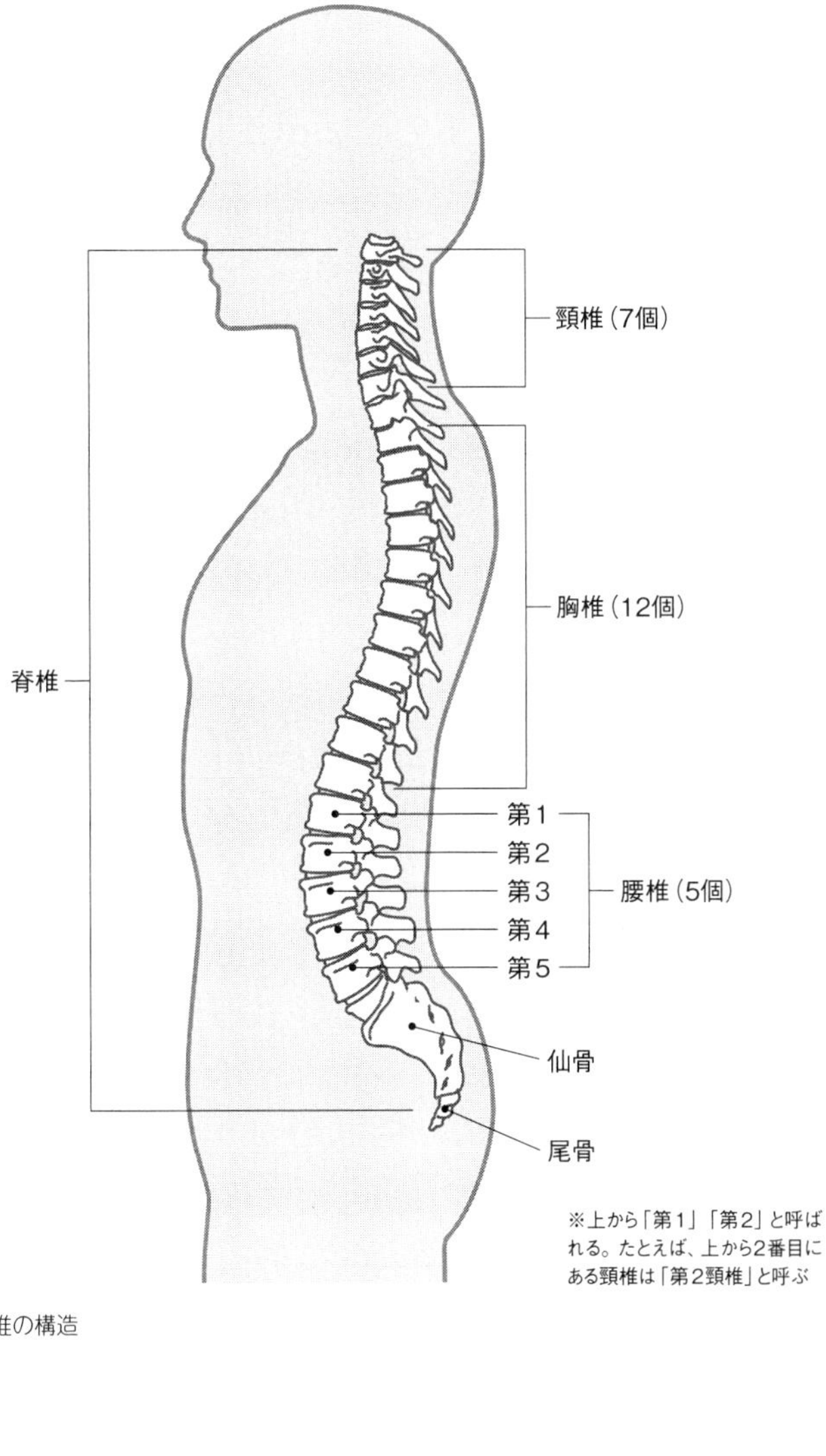
頸椎（7個）
胸椎（12個）
脊椎
第１
第２
第３
第４
第５
腰椎（5個）
仙骨
尾骨
※上から「第１」「第２」と呼ばれる。たとえば、上から2番目にある頸椎は「第２頸椎」と呼ぶ

図 10　脊椎の構造

のおかげで痛みが軽くなりました！」と大喜びして帰っていかれます。リウマチの根治的治療法は未だ確立されていないため、リウマチが治るわけではなく痛みが軽減、場合によっては消失したと感じられるだけなのですが、それでも日ごろ四六時中痛みに苦しめられている患者さんたちにとっては、大きな救いとなったことは想像に難くありません。

その光景は理学療法士の卵だった私には、鮮烈に印象に残りました。「自分も先生のような手技を身に付けて、慢性痛に苦しむ患者さんたちの役に立ちたい！」「自分は痛みの緩和に特化した理学療法士になろう！」と心に決めました。

腰仙関節のほうが はるかに大事であることに気づく

博田先生から直々に「ここに手を当てて、これくらいの強さで左右に揺らして」など、ほとんどマンツーマンで教えていただくことができたのは、本当にありがたいことでした。

しかし、２０００年ごろから理学療法士の宇都宮先生は、もし仙腸関節に問題があるのであれば、その問題を物理的に解決すればすぐに痛みが取れるはずなのに、現実はそうではないということに着目しはじめます。ということは、仙腸関節ではなく他の部分に主原因があるのではないか？

そこで、腰仙関節がキモになるのでは？と考えられました。腰仙関節はそれまではほとんど注目されることのなかった関節ですが、骨の中で最初に上半身の重みを受け止める関節であること、小さいけれどさまざまな方向に大きく動くことを考慮すると、ここがカギを握っているように思われたのです。

また同時期に、それまでの手法とは根本的に異なる手法が治療効果を高めるのでは？というふうにも考えるようになりました。

それまでの治療は関節と関節を引き離していくような手法を取っていましたが、それよりも関節と関節を近づけていったほうが、軟骨から潤滑液が分泌されやすくなり、その流れに沿って関節がスムーズに動くことがわかってきたからです。

第５腰椎と仙骨《せんこつ》を近づけ腰仙関節を調整することで、より大きな成果が得られるの

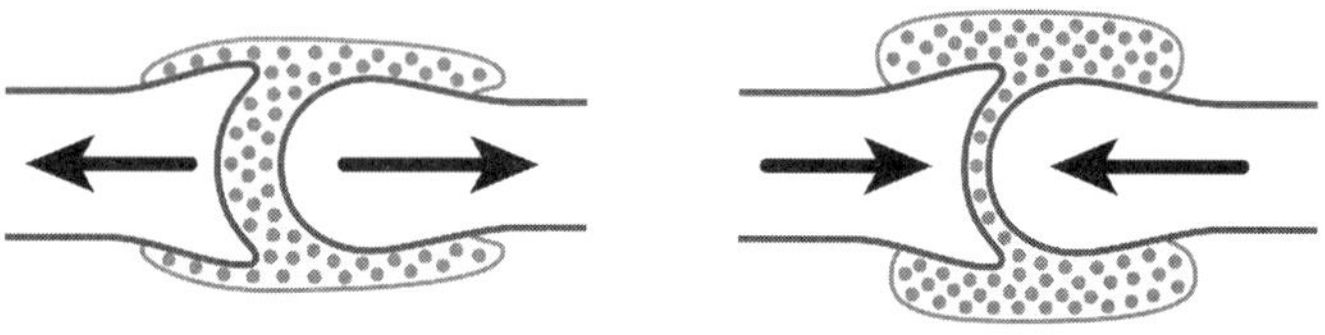

図11　関節どうしを引き離す手法と、関節どうしを近づける手法

ではないかと考えるようになったのです。

そこで2000年ごろ、理学療法士の宇都宮先生が筆頭となり研究会を立ち上げ、この仮説を基に新たな手法を確立すべくさまざまな検証を行なうことになりました。

決定的だったのは、仙腸関節と腰仙関節をそれぞれ単独で調整したときに、どういう治療効果が得られるかを検証したときのことです。

100人の腰痛に悩む患者さんを2つのグループに分け、片方のグループには仙腸関節を調整する治療を、もう一方のグループには腰仙関節を調整する治療を受けてもらいました。

すると、治療結果に歴然とした違いがあることがわかりました。**「治療前に比べて痛みが軽くなった」という人の数は、腰仙関節を調整する治療を受けた人のほうが圧倒的に多かった**のです。

こうして「腰仙関節原因説」が確立されるに至りました。

腰仙関節が数ミリズレただけで、体の至るところで痛みが発生する

さて、腰仙関節とはどのような関節なのでしょうか。

腰仙関節はその名の通り、腰の骨（第5腰椎）と仙骨という骨の間にある関節です（P73の図9）。

仙骨は、骨盤を構成する骨の一つ。

骨盤を構成する骨は、大きく「仙骨」「寛骨《かんこつ》」「尾骨」に分けられます（P82の図12）。

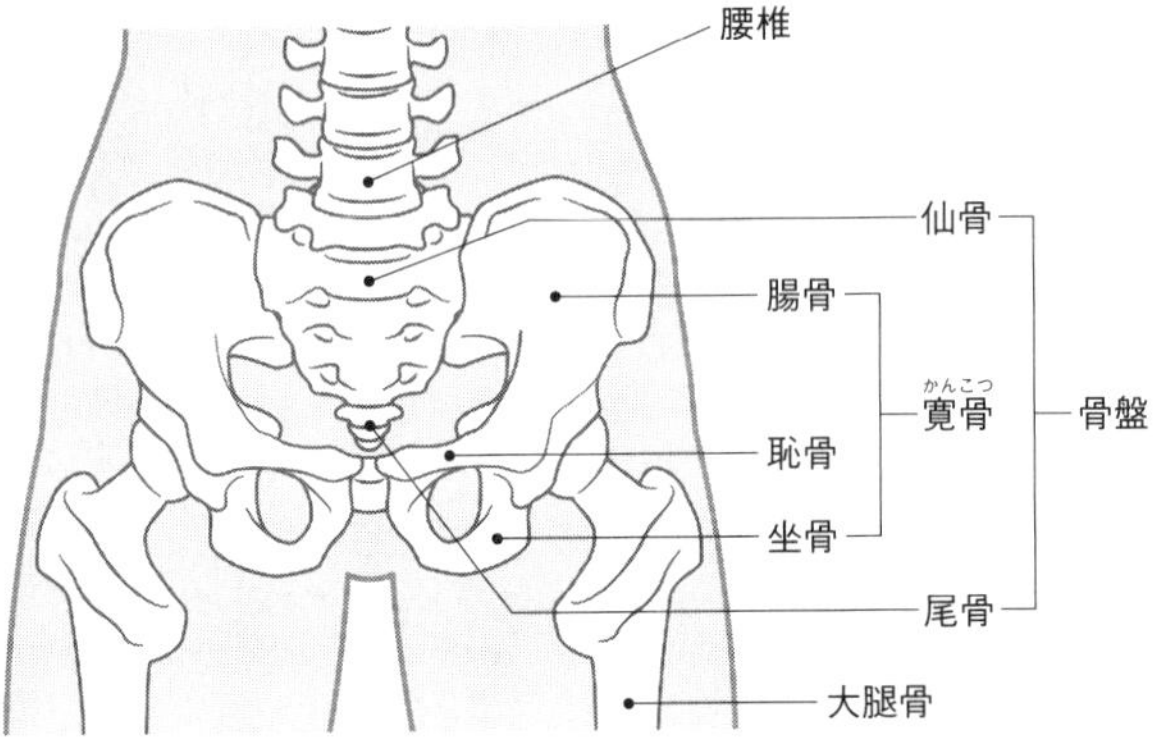

図12　骨盤の構造

腰仙関節は、このうち仙骨の部分に存在します。

仙骨は、骨盤の後方の中央に位置しています。寛骨の一部である横に大きく広がった腸骨《ちょうこつ》という骨に左右をはさまれた、手のひら大の逆三角形をしたくさび状の骨です。図12を見てもらえればわかるのですが、仙骨は脊椎の一部を成しています。大きな塊となっているという特徴もあり、体の中心に位置して上半身と下半身のつなぎ目となる役割を果たしています。

仙骨には重要な関節が2つあります。

1つは仙腸関節。もう1つが腰仙関節で

す。これらはそれぞれ左右で一対になっています（P73の図9）。骨盤が前に傾いたり後ろに倒れたりする際、仙腸関節・腰仙関節のいずれもが動きますが、動く幅は大きく異なります。

仙腸関節は前後を強靭な靭帯で守られているため、前後に1〜2㎜程度しか動くことができません。

ところが腰仙関節は、仙腸関節に比べて大きさが5分の1程度と小さいにもかかわらず、約20度の角度で動くことができるのです。レントゲンに写るのは通常5㎜からですが、腰仙関節の幅は3㎜程度しかありません。しかも前後にしか動くことのできない仙腸関節とは異なり、6方向に動くことがわかっています（P85の図13）。

つまり、骨盤が前に傾いたり後ろに倒れたりした場合（＝体を動かした場合）、動きの少ない仙腸関節よりも、サイズ的には小さいにもかかわらず大きな動きをする腰仙関節のほうが、ストレスがかかりやすくズレやすいということです。

先ほど、「仙骨は体の中心に位置して、上半身と下半身をつなぐ役割を果たしている」とご説明しました。このことはすなわち、上半身の重みが全部仙骨にかかるということであり、仙骨の一番上に位置する小さくて動きの大きい腰仙関節が、最初にその負荷を受け止めていることを意味します。

腰仙関節は、

・小さいけれども動きが大きい

・仙骨の一番上に位置しており、負荷がかかりやすい

という点で、ズレを起こしやすい関節といえるのです。

腰仙関節は小さな関節なので、ズレて本来の通り道を脱線しているといっても、脱線の幅はほんの数ミリです。４Ｄ－ＣＴ撮影装置という極めて精度の高い撮影装置では確認できますが、レントゲンでは写らないのです。

逆に言えば、**たった数ミリの脱線が体のあちらこちらに痛みを起こす原因となっているわけです。**この事実から、私たちの体がいかに繊細につくられているかがおわかりいただけるのではないでしょうか。

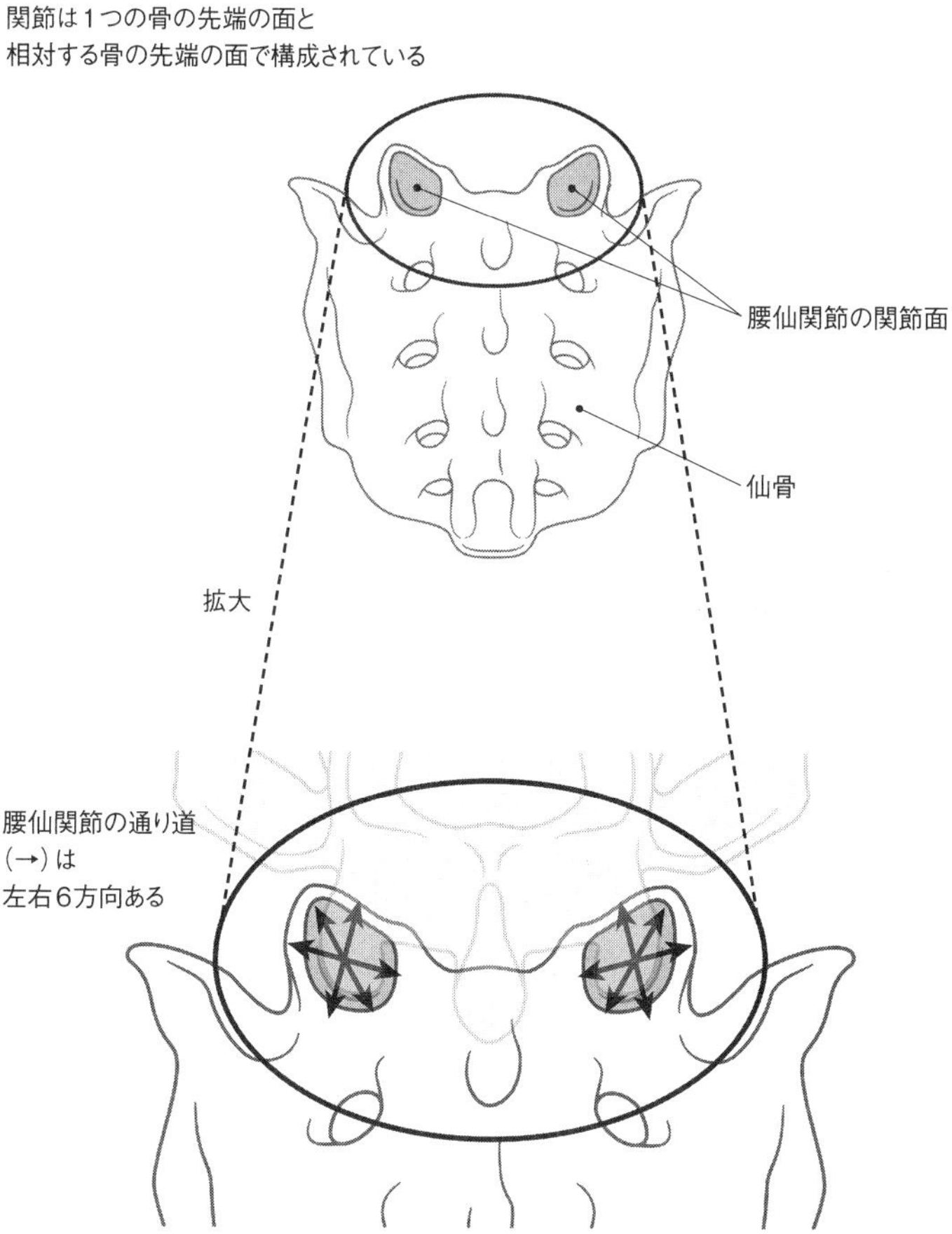
関節は1つの骨の先端の面と
相対する骨の先端の面で構成されている
腰仙関節の関節面
仙骨
拡大
腰仙関節の通り道
(→) は
左右6方向ある

図 13　腰仙関節の動き

一番大事なのは、痛みが消えたかどうか

腰仙関節がズレを起こし、正しい通り道を脱線することによって痛みの原因がつくられ、体の弱っている部分で痛みとなって発現するのではないかというのが、私の推測です。

こういうと「なぜ断定できないんだ?」「断定できないことを本に書いていいのか?」と思われる方もいらっしゃることでしょう。

しかし痛みについては、最先端の医学をもってしてもそのメカニズムを解明できていない部分が多いのです。

私は昨年秋、サラリーマンが主な購読者層の雑誌『プレジデント』の2019年11月15日号に掲載された「腰痛、ひざ痛、関節痛　治療のウラ側」という特集が気になって購入しました。福島医科大学の先生方3人が監修した特集です。

その特集では、「長引く腰痛は『脳の錯覚』が原因だった」と結論付け　ていましたが、よく読むと「腰痛の原因は未だ解明されていない。しかし一部の腰痛は、脳に原因があることがようやくわかってきた」ということが書かれています。以下、少々長くなりますが一部引用します。

〜〜〜「腰痛のほとんどが原因不明」という話を、読者のみなさんも聞いたことがあるのではないだろうか。原因がわからないから有効な治療ができずに腰痛が長期化し、医療機関や接骨院などをはしごする「腰痛難民」が巷《ちまた》に溢れているというわけだ。

ところが、そんな腰痛の常識が覆《くつがえ》されようとしている。実は、原因不明とされてきた腰痛の中には、「脳の働き」の低下がかかわっている痛みがあることが、最近の研究でわかってきたのだ。

脳の働きに着目した腰痛治療で目覚ましい成果を上げ、北海道から沖縄まで全国から患者が殺到しているのが、福島県福島市にある福島県立医科大学附属病院だ。

結局、原因不明の痛みが何によって起こっているのか、断定できる状況ではないことがおわかりいただけるのではないでしょうか。私たちの提唱する「腰仙関節原因説」も、未だ推測の域は出ていません。

しかし、**治療の場では患者さんたちが明らかな効果を実感してくださっています**。痛みというのはそもそも主観的なものなので、客観的に痛みを測定する手立てはありません。患者さんの「痛みが消失した実感」「痛みが軽くなった実感」がすべてです。私はそれでいいのではないかと思うのです。

福島県立医科大学の先生たちが提唱・実践している脳の錯覚を矯正することで痛みが消失・軽減する患者さんもいて、私たちが提唱する関節の引っかかりを取ることで痛みが消失・軽減する患者さんもいる。現にその手法によって患者さんが痛みから解放されるのであれば、どんな治療法があってもいいし、選択肢は多くあるべきだと私は思っています。

その中の一つとして、関節機能障害からくる痛みを解消する手法を多くの人に知っていただき、痛みに悩んでいる方たちのお役に立てることを願うばかりです。

いつまでも続く痛みは「慢性炎症」ではなく関節機能障害

ケガをしていつまでも痛みが残る場合があります。**病院では「ケガによる慢性炎症ですね」と診断されることが多いようですが、私はこの「慢性炎症」という診断に疑問を抱いています。**

というのも、**炎症は治まっているのに痛みだけが残っていることが多いから**です。慢性炎症ではなく、関節機能障害からくる慢性痛といったほうが、病態をしっかり表しているのではないかと思います。

炎症というのは本来、病気やケガを治すための体の細胞や組織に対する修復防御反応です。言いかえれば、炎症反応が起こることによって組織の損傷が回復するということです。

組織が回復するまでの間、体を安静にしていなければいけません。そのために体はあえて痛み・腫《は》れ・発熱などの症状を起こし、私たちに「安静にせざるを得ない状況」

をつくりだしてくれます。これが炎症反応です。

炎症反応は最初の2〜3日、強い痛みという形で起こります。強い痛みが続くのは多くの場合、72時間（3日）程度で、その後、痛みが和らぐとともに、腫れや熱も組織が自然に回復するほど消えていって、たいていの場合3週間〜6週間で鎮静化します。

ところが中には、何らかの原因で**痛みや腫れが引かない場合があります。医療機関では「慢性炎症」と診断されますが、実際はケガをした際に関節にズレが生じ、関節内部で引っかかりが起こっているために、痛みと腫れがなかなか引かない状態になっている**のです。

こんな患者さんが来られたことがあります。「もうすぐマラソン大会に出るのですが、3か月前から足の裏が痛いんです。整形外科に行ったら骨に異常はなく、足底腱《そくじけん》膜炎《まくえん》と言われました。インソールにストレッチなど、いろいろ試しましたがよくなりません。先日は整形外科で『結局、慢性炎症でしょう』と言われて、それっきりでした。何とかなりませんか？」。

すでに炎症反応はなく、典型的な慢性痛なので、早速、ベッドにあおむけになってもらいました。

まずは腰仙関節が正しい通り道を通って動くように調整して、患部に近い足の関節の引っかかりを取ること数分。立ち上がった患者さんが、

「えっ？　痛くなくなっている‼　先生、どうしてですか⁉」

と歓喜の声を上げました。

「関節の中で引っかかりが起こっていて、それが痛みと腫れの原因になっていたのでしょう。『引っかかり』という物理的なものが原因なので、それを取り除いて関節をスムーズに動くような治療をさせてもらいました」

という私の答えに、しきりに、

「なるほど。ケガをするとき、関節の引っかかりが起こることがあるんですか。それが痛みの原因になっているとは、今まで誰からも言われたことがありませんでした。こんなにすぐにラクになるなんて、夢のようです！」

と感心しておられました。

腰仙関節を調整することで痛みを改善・解消するという手法は、この患者さんの例

に見られるように**痛みが即座に取れて動きやすくなるという特徴があります**。

以下では、代表的な痛みについて部位ごとに見ていきます。

【腰】腰痛の85％は原因不明という事実

なかなか治らない腰痛に悩んでいる人が大勢います。それもそのはず。腰痛は医学が進化した現代にあっても、85％は原因不明といわれている「謎の痛み」の代表格だからです。

腰痛を持っている人は、「高校生のとき、運動部に入っていて腰を傷めたときの影響だと思う」とか「整形外科で椎間板ヘルニアと診断された」などと、何とか原因を見つけ出して治療しようとします。

しかしたいていの場合、その努力は空振りに終わってきたはず。昔の古傷の炎症はとっくに治まっているのに痛みが残っているのはなぜなのか、合理的な説明ができません。椎間板ヘルニアに至っては、まず「安静に過ごしてください。それでも痛みが改善しなければ手術しましょう」と言われるのがオチです。

椎間板ヘルニアの場合、脊髄神経を圧迫しているところを手術することで治るケースもあります。

ですが、手術をしても治らないケースも多いのです。腰の手術なんて、聞いただけで怖いでしょう？　それでも手術を受ける人が後を絶たないのは、ただただ「痛みから解放されたい」と願っているからです。

結局、「一大決心をして手術をしたのに治らなかった」と落胆する人も少なくありません。

【腰】「ぎっくり腰」。実はすぐ治せる！

「原因不明」といわれている腰痛の中でも筆頭に挙がるのが「ぎっくり腰」でしょう。ぎっくり腰は突然襲ってきて激しい痛みを起こすことから「魔女の一撃」とも呼ばれています。

なお、**昔の古傷の影響による腰痛も、椎間板ヘルニアの手術をしても治らなかった**

痛みも、ほぼぎっくり腰からくるものと考えて差し支えないでしょう。

なぜならば、**ぎっくり腰とは腰仙関節の関節機能障害のことであり、腰仙関節が本来通るべき道を脱線している状態を指すもの**だからです。

ぎっくり腰を経験されたことのある方ならおわかりでしょうが、最初にグキッと痛みに襲われたときの衝撃は相当なものです。息もできない痛みに襲われるというのは、まさにあのことでしょう。

私のもとにはしばしば「ぎっくり腰で動けなくなりました。先生助けてください！」と駆け込んでくる人がいます。

あるとき「主人がぎっくり腰を起こしたようで、昨日から動けなくなりました。治してもらえますか？」と電話がかかってきました。

「ここまで来られますか？」と尋ねると「どうにかして連れていきます」と言い、1時間後に民間の救急隊に連れられて患者さんがやって来ました。患者さんに診察室まで歩いて来てもらうのは難しそうだったので、救急車の中で治療を行なうことに。

いつものように腰仙関節に手を当てて調整しているうちに、患者さんは「あっ、痛みが和らいできました」と言い、起き上がって座れるようになったのです。私の見立て通り、腰仙関節が引っかかりを起こしていたようです。

念のため、1週間後に再び来てもらい、状態を見させてもらうことにしたのですが、再診当日、この患者さんは歩いて診察室に入って来られました。

関節の引っかかりを取る治療は、慢性痛に対するものなので、炎症反応が出ている間は行なうことができません。

ぎっくり腰は出現の仕方が急激ではありますが、**関節の物理的な引っかかりによって生じるものであり、炎症反応とは異なったものです**。

そのため、すぐに治療ができるのです。

【腰】「重いものを持ち上げる」「年齢」。ぎっくり腰にはほぼ影響なし

ぎっくり腰というと「重いものを持ち上げたときに起こるもの」という印象がありますが、実際はそうではありません。重いものを持つとき、人は無意識に筋肉に力を

入れるので意外にも無事なのです。

それよりも、

- **咳やくしゃみをしたとき**
- **ベッドから体を起こそうとしたとき**
- **顔を洗おうとしたとき**
- **横や後ろのものを取ろうとしたとき**
- **ゴルフクラブや野球のバットの素振りを軽くしたとき**

など、**日常生活の中で何気ない動作をしたときのほうがはるかに多い**ようです。全く警戒心なく、体を動かす準備もなく、速い動きをしたときのほうが危険です。

意外に思われるかもしれませんが、**年齢は関係ありません**。高齢の人のほうが起こしやすく、若い人ほど起こしにくいという性質のものではないのです。

腰痛の場合は、腰仙関節の引っかかりと痛みが出る場所が一致しています。そのため、腰仙関節の調整をすることで痛みは軽減もしくは解消します。

腰以外の部位に痛みが出ている場合は、まずは腰仙関節の調整を行ない、それによってどの程度痛みが軽減されるか様子を見ます。その上で痛みが発生している部位の関節を調整していきます。

これからご説明する部位の調整は、すべて腰仙関節の調整後に行なうものと考えてください。

【ひざ】ひざに注射をすると、かえって悪化することも多い…

何気なく歩いたり横を向いたりしたときに、ちょっとひざに痛みを感じたことはありませんか？　ひざの慢性痛はほとんどの場合、そのようなときに関節内に引っかかりが生じたことが原因で起こります。つまり、**捻挫《ねんざ》のようなものと考えていただくといい**でしょう。

ひざを捻挫すると炎症反応が起こり、当初は痛みと腫れ、熱感などが生じます。やがて腫れも熱感も引き、炎症反応が消えていきますが、痛みだけが残るのです。

そこで整形外科に行くと、「関節と関節の隙間が狭くなっていますね」などといって注射を打たれます。でも一向によくならない、というのがよくあるパターンです。

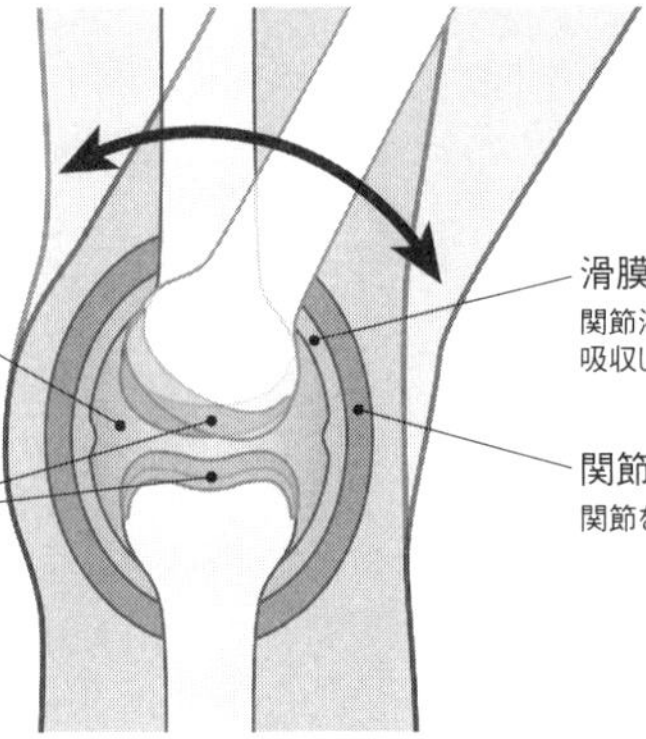

図14　軟骨と関節液（滑液）

この「関節と関節の隙間が狭い」というのは、ひざ関節の軟骨部分が少なくなっていることを意味しています。ひざの軟骨部分というのはぬれたスポンジと同じようなものです。スポンジを放置すると水分が蒸発するように、年齢とともに軟骨も少なくなっていきます。

スポンジという緩衝材《かんしょうざい》がなくなったことによって、関節と関節がぶつかって摩《ま》擦《さつ》を起こすようになるため、ひざに痛みが起こるというのが通説になっていますが、私はそれに異を唱えたいと思います。

きちんと関節を動かしさえすれば、ひざ関節を包む袋状の組織の中を満たす関節液（滑液）の分泌が活発化し、クッショ

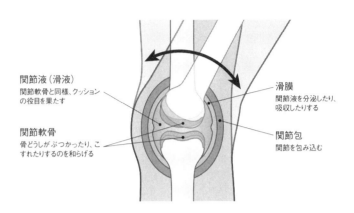

ンの役割を果たすからです。

注射はひざ痛の根本的な解決策にならないばかりか、注射をすることによって関節包が傷ついてしまい、うまく関節液（滑液）が分泌されなくなる恐れすらあります。

注射は避けるようにしてください。

【ひざ】ひざ痛が続くと腰痛を併発する

ひざが痛いと、歩くときに痛いほうのひざをかばうようになります。その結果、体のバランスが崩れて腰に負担がかかり、腰痛を併発することも多いのです。

もっともこれはひざに限らず、全身についていえることでもあります。人の骨格は微妙なバランスの上に成り立っているので、どこか一か所に痛みがあるとそれをかばうような動きをするようになり、骨格の歪みを招きます。

骨格の歪みは連鎖的に全身に及び、さまざまな場所でそこをかばうような動きをするようになるため、筋肉をこわばらせる原因になります。

また、骨格が歪むということは当然、関節にズレが生じるということでもあります。何度もご説明しているように、関節がズレると正しい通り道から脱線して関節内で引っかかりが起こり、痛みの原因となります。

これを断ち切るには、関節を正しい軌道に戻して関節内の引っかかりを取り、痛みを軽減・解消させることです。痛みが解消すればかばうような動きはしなくてすむので、骨格も正常に戻っていきます。

【肩】肋骨や鎖骨の関節を正すと、肩こりは消える

肩は上腕骨と肩甲骨、それに鎖骨という3つの骨がジョイントして動きます。英語で肩関節をショルダーコンプレックス（肩複合体）というのはそのためです。

腕を上げようとするとき、まず上腕骨が動き、それにつれて肩甲骨が上向きに回転します。腕が完全に真上に上がったとき、上腕骨が１２０度、肩甲骨が60度の角度で上がって合計１８０度の角度をつくりだすのです。だから上腕骨・肩甲骨の両方が動くことができないと、可動域が狭くなってしまいます。

なお、肩甲骨は背中側に関節はありません。肋骨や胸椎と筋肉でつながっていて、

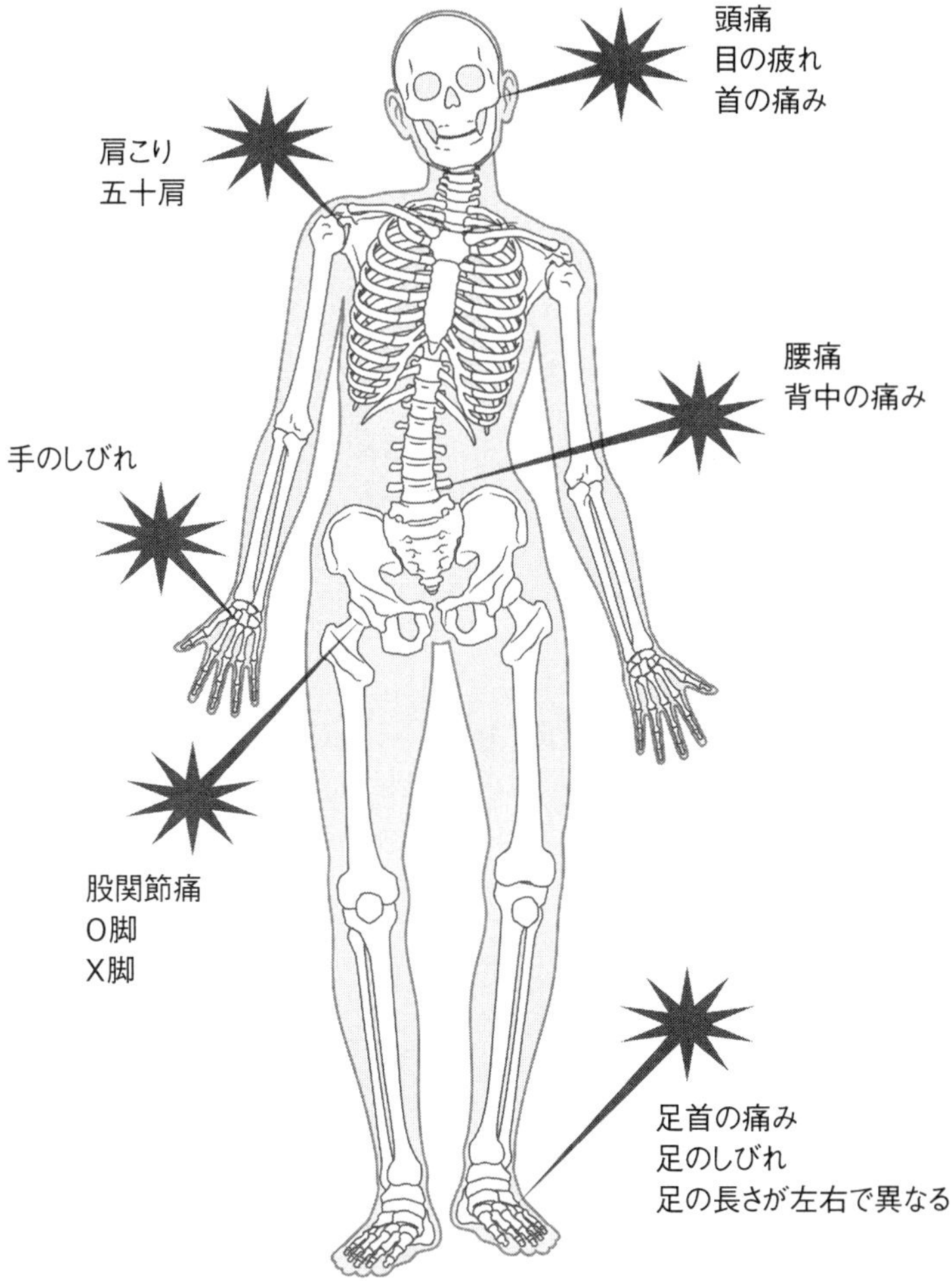

図 15　骨格の歪みによる代表的な症例

背中側の肋骨に乗る格好になっています。

肩こりの主症状は、僧帽筋《そうぼうきん》という肩から首にかけての筋肉のこわばり（こり）という現象で出てきます。僧帽筋のこわばりは、その下にあって肋骨と頸椎をつないでいる小さなたくさんの筋肉のこわばりが原因です。

関節という点から見ると、鎖骨と胸骨をジョイントする胸鎖関節《きょうさかんせつ》と、鎖骨と肩甲骨をジョイントする肩鎖関節《けんさかんせつ》が僧帽筋とダイレクトにつながっています。したがって胸鎖関節や肩鎖関節が正しい通り道を脱線すると、筋肉が脱線したところを守ろうとして硬くこわばってくると考えられます。

ただ不思議なことに、僧帽筋と直接にはつながっていない第2・第3肋骨の関節の引っかかりを取ると、肩こりが劇的に改善することがわかっています。

関節を介してのつながりがないにもかかわらず、このように特定の関節を調整するところが改善するのは、痛みが肋骨の骨膜から僧帽筋の筋膜へと伝導していくためなのではないかと思っています。今はまだ推測の域を出ませんが、やがて解明されるかもしれません。

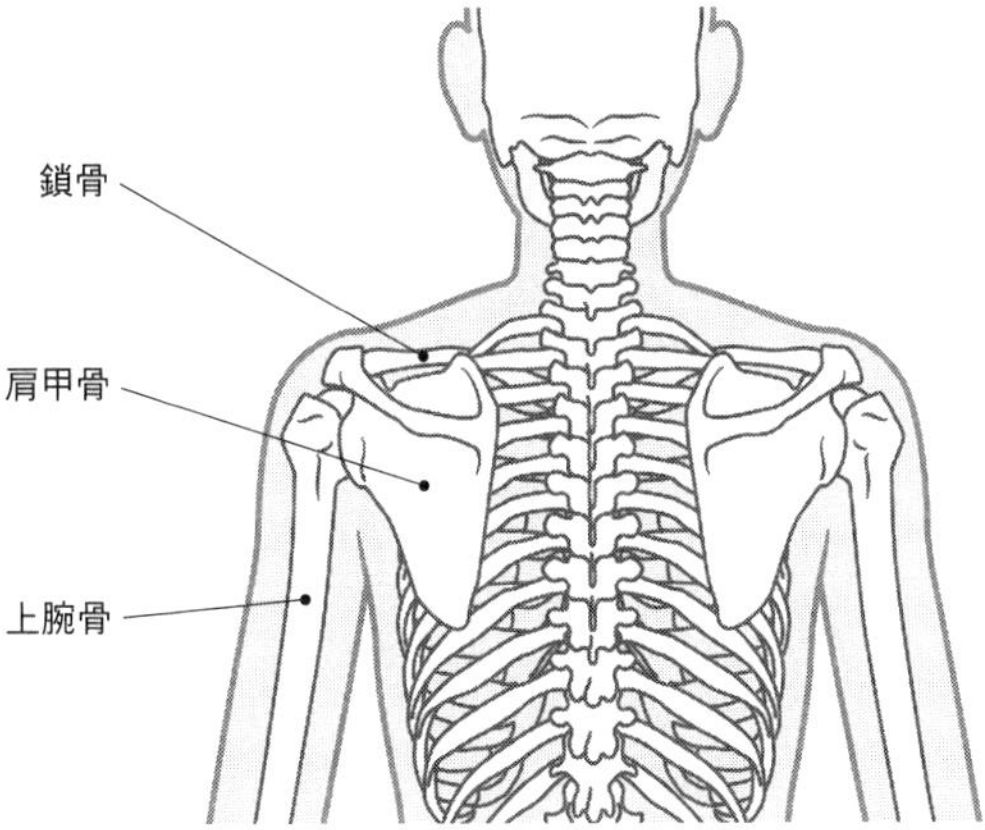

図 16　上腕骨・肩甲骨・鎖骨

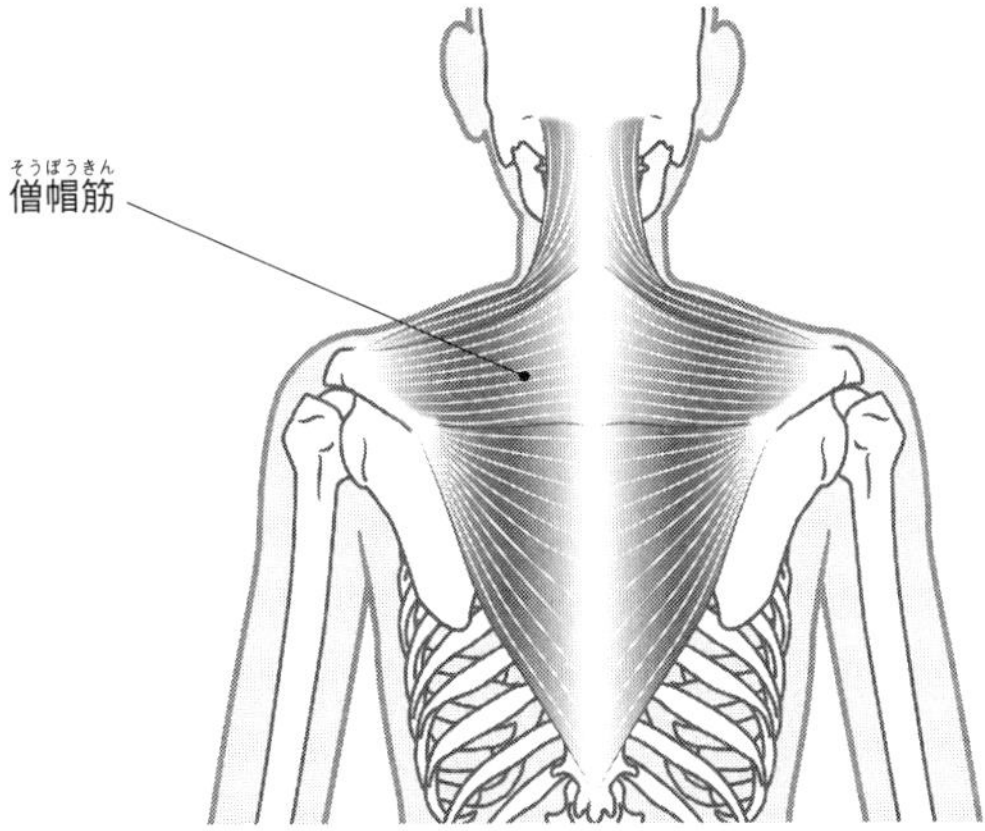

図 17　僧帽筋

他にもこんなにたくさん！関節を正すことで治った症状の数々

腰痛・ひざ痛・肩こりという大人にとっての「三大お悩み」について詳しく見てきました。これらは「腰仙関節＋α」の調整で痛みが軽減・解消しますが、この技術開発を行なってきた宇都宮先生は、こういった症状・疾患を他にもたくさん発見されています。

以下は、他の医療機関や治療院・施術院などでは治療効果が見られなかったものの、宇都宮先生が代表を務める「ＳＪＦ」（Ｐ56参照）の手技を用いて、治療して痛みが軽減・解消した症状・疾患です。

1．脳卒中による片麻痺《かたまひ》（身体の片側が麻痺すること）や、それに伴って起こる肩関節亜脱臼《だっきゅう》、視床下部の痛み、嚥下困難《えんげこんなん》（飲み込むのが困難なこと）など

2．頸髄損傷による腕のしびれや、手指《しゅし》の腫れ、手指を動かしたときの痛み

3. 椎間板ヘルニアに見られる腕や足のしびれや痛み、筋力低下
4. 脊柱管狭窄症《せきちゅうかんきょうさくしょう》（背骨の中にある神経の通り道である脊柱管が、腰の部分で狭くなること）で起こる手足のしびれや痛み
5. 関節リウマチ（関節が炎症を起こして、軟骨や骨が壊されて関節の機能を失う状態。放置すると、関節が変形する）による手足の痛み（運動時、安静時問わず）
6. ばね指（曲がった指を伸ばそうとする際、ばねのように急に戻ってしまう症状）
7. 腱鞘炎《けんしょうえん》（腱鞘に痛みや通過障害があること）による手指の運動痛
8. 骨折後の関節拘縮《こうしゅく》（関節の動きが制限されること）
9. 原因不明のめまいや耳鳴り
10. 顎関節症《がくかんせつしょう》（顎関節やあごを動かしている咀嚼筋《そしゃくきん》の痛み、開口障害などあごの動きの異変、顎関節で発生する雑音など）
11. 偏頭痛《へんずつう》（ズキズキと脈打つような感じの頭痛）
12. 肋間《ろっかん》神経痛（胸椎から肋骨に沿って出ている神経の痛み）
13. むち打ち症に伴う首の痛みや頭痛、めまい、吐き気などの不定愁訴《ふていしゅうそ》（自覚症状があるものの、原因となる病気が見つからない状態）

14. 座骨神経痛（尻・足の後ろ側・ふくらはぎ・すねにかけて出る痛み・しびれ・麻痺など）

15. 野球肩（投球動作で起こる肩障害の総称）、テニスひじ（ひじの外側に痛みが表れる疾患）による痛み

16. 偏平足《へんぺいそく》による足の痛み

17. イップス（スポーツや演奏の場面で、それまでできていた思い通りの動作ができなくなる障害）

18. 自律神経失調症（自律神経のバランスの乱れによる身体の不調）

よくあるものを羅列しただけでも、ざっとこれくらいはあります。

これらの症状で医療機関や治療院・施術院を転々としているけれども、どうしても症状が改善しないという方は、もしかしたらその原因は関節機能障害にあるのかもしれません。

こうした症状は一般的には治りにくいといわれていますが、実は関節に原因があり、「腰仙関節＋α」の調整によって、その症状からくる痛みの軽減・解消や、症状

そのものの改善・解消に成功するケースが多いのです。

「神経からきている」といわれた症状も、関節の調整で改善した

特に注目していただきたいのが、改善例の17番目に挙げたイップスや18番目の自律神経失調症など、**神経的なものが原因といわれている症状が、関節の調整によって改善している**点です。

イップスというのはスポーツ選手や演奏家など、身体を使った高度な専門的技術を持っている人たちが、突然、思い通りに体が動かせなくなる症状のことをいいます。精神的・心理的なものが原因といわれてきましたが、最近では神経が関係していると考えられています。

スポーツ選手であれば競技時に凡ミスを繰り返すようになり、演奏家であれば指が回らなくなるといった形で表れるので、本人の驚きと葛藤・恐怖感はかなりのものでしょう。選手生命・演奏家生命にかかわるため口に出すこともできず、一人で悶々《もんもん》と

することになります。悩めば悩むほど筋肉が緊張状態となるため、イップスの症状も悪化していきます。

未だ決定的な治療方法は見つかっていません。でも、関節を正すことで改善している事例がいくつもあるのです。

以前、慢性痛で私のもとへ治療を受けに来たあるスポーツ選手の話です。ひそかにイップスに悩まされていた人でしたが、関節を調整して痛みが取れたと同時に、イップスが出なくなったと喜んで報告に来てくれたことがありました。

また、小指の痛みから演奏しようとすると手が震えて弾けなくなるピアニストが、痛みの改善のため関節調整の治療を受けたところ、「手の震えが止まって、以前のように弾けるようになりました。ありがとうございます！」と感謝の手紙をくれたこともあります。

私は神経の専門家ではないので、イップスと神経がどう関係しているのかはわかりません。また、なぜ関節を調整することでイップスの症状が改善・解消するのかも合理的に説明することはできません。

しかし、現に効果が出ているプロスポーツ選手やプロの演奏家の方々が存在しているのが事実なのです。

自律神経失調症やうつの症状が改善・解消することも

自律神経失調症やうつも、関節を調整することで改善・解消するケースがたくさんあります。

自律神経失調症は、不規則な生活習慣やストレスなどにより、自律神経のバランスが乱れることによって生じる身体のさまざまな不調のことをいい、身体の一部が痛んだり精神的に落ち込んだりする不定愁訴が出てきます。

具体的な症状としては頭痛、めまい、ふらつき、耳鳴り、のぼせ、冷え、動悸《どうき》（心臓の鼓動が平常より強いこと）、関節痛、便秘、下痢などさまざま。

これらの症状の多くは主観的なことが多いので、検査で明確にすることが難しいという特徴があります。

私たちは多くの自律神経失調症の患者さんの治療にあたってきましたが、その中である事実に気づきました。

それは、多くの場合、

① **腰痛や肩こりが解決せずに慢性化する**

② **痛みという不快感がストレスとなり、首や腰の筋肉の緊張（こわばり）が出てくる**

③ **自律神経がアンバランスになる（＝自律神経失調症）**

④ **さまざまな不定愁訴からくるうつ状態となる**

という経過を辿《たど》ることが多い、ということです。

自律神経失調症からうつを発症することが多く、原因を辿っていくと、自律神経失調症は慢性痛からきていることが多いのです。実際、慢性痛が改善・解消することで自律神経失調症やうつから抜け出すことのできた患者さんがたくさんいます。

私たちの治療は、体にダメージを与えるものではありません。薬剤も器具も必要とはしません。することといえば、腰仙関節とプラスアルファで痛みが出ている関節に手を当てて、外れた軌道が元に戻るよう優しく揺らしていくだけです。

それで痛みに悩む多くの方々のお役に立てるのですから、本当にいい手技を身に付けることができたものです。

この章では腰仙関節がどういう役割をしているのか、腰仙関節を調整するとはどういうことなのかを中心にお話ししてきました。

続く最終章では、みなさんにすぐにお役に立つ「自分でできる関節調整法」のやり方について詳しくご説明したいと思います。

第４章

いよいよ実践！10秒関節リセット

10秒で関節をリセットしてみよう！

この章では、10秒関節リセットのやり方をご紹介していきましょう。

まずはセルフチェックをやってみて、自分の体のどこに痛みや違和感があるのか、関節の可動域がどのくらいなのかを見ていきます。

その上で、気になる部位の10秒関節リセットのエクササイズを行ない、もう一度セルフチェック（以下、チェック）をしてみてください。おそらく最初のチェックのときに比べて、

- **痛みや違和感がない、または軽くなっている**
- **体が動かしやすい**
- **関節の可動域が明らかに広がった**

といったことを感じるようになっているはずです。それが10秒関節リセットなのです。

10秒関節リセットの注意点

ただし、注意していただきたい点があります。

ここでご紹介する10秒関節リセットは、読者のみなさんにセルフで行なっていただくことを想定したものです。関節に詳しい医療関係者のもとで受ける治療としてのエクササイズとは根本的に異なっています。

たとえば、第3章で私は「ぎっくり腰については、起こってすぐに関節リセットをすると早期に回復する」とご説明しました。これはあくまでも多くの患者さんを診てきた私が「ぎっくり腰」と判断し、なおかつ自分が何十年にもわたって身に付けてきた手技を用いた場合の話です。

みなさんが今、急激な腰の痛みに襲われていたとしても、それが本当にぎっくり腰なのかどうかはわかりません。もしかしたら脊髄神経からくる体性痛かもしれないし、場合によっては内臓痛の可能性もあります。

その場合、10秒関節リセットをやることで、症状が悪化しないとも限りません。

10秒関節リセットは、痛みの予防のため、もしくは熱感や腫れがなく痛みだけが残っており、明らかな慢性痛とわかっている場合に限って行なうようにしてください。

また、10秒関節リセットは頑張って行なうものではありません。痛いけれども効いている感じがすることを「イタ（痛）気持ちいい」とよく表現しますが、10秒関節リセットをイタ気持ちいいほどやってはいけません（ただしチェックの際は「どこで痛みが出るか」を確認します）。

「痛い」というのは体からの警告。もしあなたが「痛い」と感じたら、それは体が「もうやめて！」と悲鳴を上げているのだと思ってください。

エクササイズで行なうそれぞれの動きは、3回を限度とします。中には2回のものもあります。指示に従ってください。

ただし、2回もしくは3回の上限を守るのであれば、エクササイズ自体は1日あたりに何度行なってもかまいません。たとえば1日に朝昼晩の3度、エクササイズを行なうというのもOKです。

以上は重要なことなので、もう一度繰り返します。

〈注意点〉

1．痛みの予防、もしくは明らかな慢性痛とわかっている場合のみ行なうこと

2．痛みを感じるほどやらないこと（「イタ気持ちいい」も不可）

3．エクササイズで行なうそれぞれの動きは、２～３回にとどめること（各エクササイズの指示に従うこと）

4．ただし、エクササイズ自体を１日に２度、３度と複数回行なうのは構わない（もちろん、無理のない範囲で）

以上の注意点をよく守り、セルフ10秒関節リセットをぜひ試してください。

どんな痛みでも、「腰の痛み」の項目を、まずはしてみよう！

前章でも解説しましたが、腰仙関節の不調が体中の至るところで痛みを発生させていることが多々あります。しかも、腰仙関節の不調が、他の部位の不調を増長させていることも多いのです。

そこで、腰仙関節を整える「腰の痛み」の項目にあるチェックとエクササイズをしてから、各部位ごとのチェックとエクササイズをすることを、ぜひお勧めします。なお、腰仙関節（腰の痛み）のチェックとエクササイズは、1種類でも構いません（全種類でも、もちろん構いませんが）。

あまり時間がなければ無理にとは言いませんが、腰仙関節から手を付けることで、痛みの改善がいっそう順調に進むはずです。

「チェック→エクササイズ→チェック」の手順を踏む

エクササイズが終わったら、チェックに戻り、エクササイズ前に比べてどう変化したかを確認しましょう。

ここでご紹介したエクササイズは、どれも簡単にできるものばかり。ちょっとした隙間時間に行なうと、体だけでなく気分的にもリラックスできます。

1日に何度行なっても構いませんが、1度あたりのそれぞれの動きの回数は指定された回数にとどめるようにしてください。特に首のエクササイズはあまり回数を重ねると目が回る恐れがあるので、必ず2回にとどめるようにしましょう。

これらのエクササイズを毎日続けることで、体は確実に変わってきます。

私は治療を受けに来られた患者さんたちにもエクササイズのやり方を覚えてもら

い、ご自宅などでも実践してもらうようにしています。本書は寝転がらないでできるエクササイズが多いので、会社や学校、さらには通勤中や信号待ちなどでもできます。

実際にやってくださっている患者さんたちは、自分の体の状態に敏感になり、「あ、ここの関節が引っかかりを起こしそうだから、今のうちにエクササイズをしておこう」と気づくようになるそうです。素晴らしいことですね。

毎日のエクササイズの積み重ねが、10年後の自分に「健康」という何ものにも代え難い大きなプレゼントをもたらすようになるとしたら…、もうこれは「やるっきゃない」ですね！

ぜひ希望をもって続けてみてください。

ではいよいよ、チェックとエクササイズをご紹介していきます。

痛みの部位ごとに取り上げます。各々の部位では、まずはチェックを、次にエクササイズを載せています。チェックには鏡の前で行なうと、より詳しくできるものもあります。特に、左右の差を確かめる際にはお勧めです。

ただし、背中・目・耳の痛み、頭痛については、チェックはありません。自覚症状を基準として、エクササイズの前後でどう変わったのかを感じ取ってみてください。

腰の様子をチェックする

チェック その1

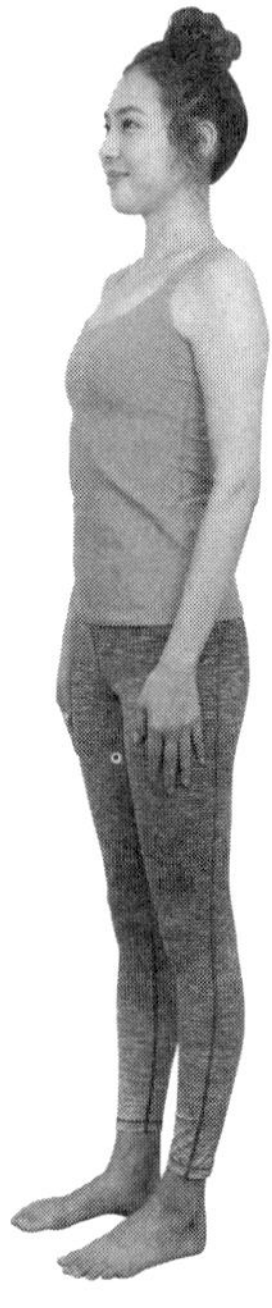

1

背筋を伸ばして直立する。

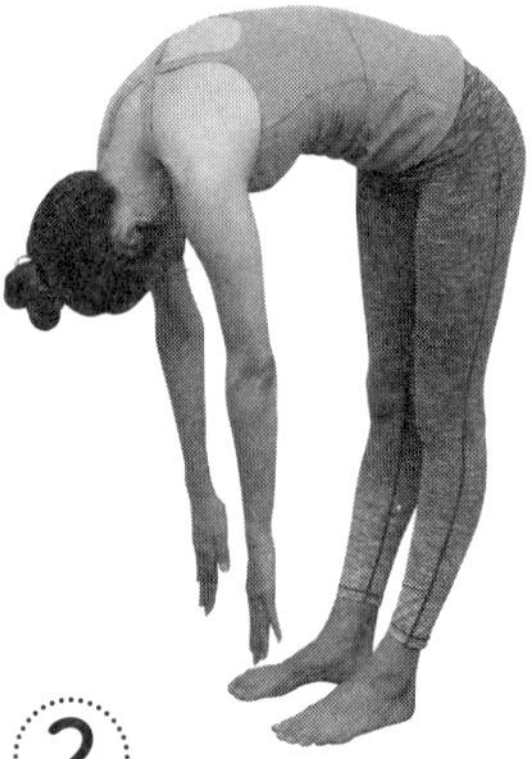

2

前屈して、手の指先が床にどこまで近づけるのかをチェックする。

エクササイズが終わったら…

指先が床にもっと近づいたかどうかを確認する。

チェック その２

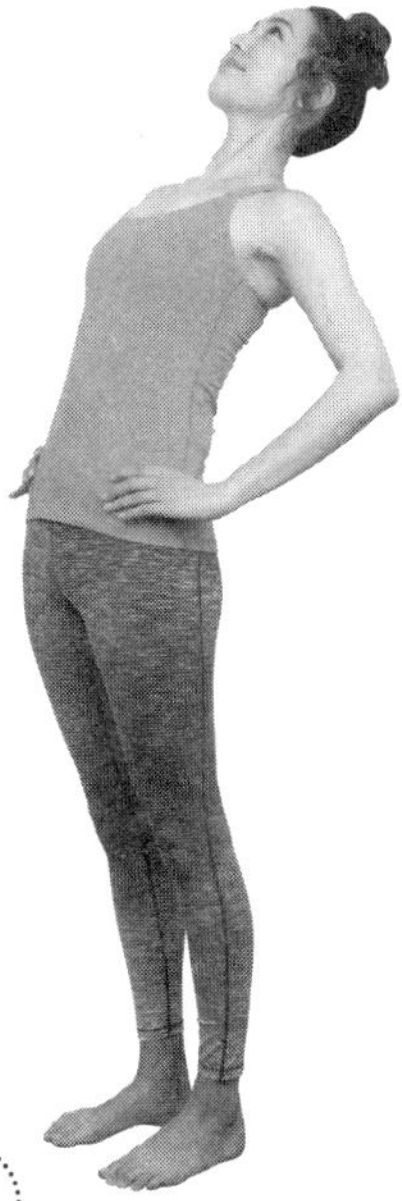

２

腰に手を当てて上半身を後ろにそらし、どこまでいくか、どこで痛みが発生するのかをチェックする。

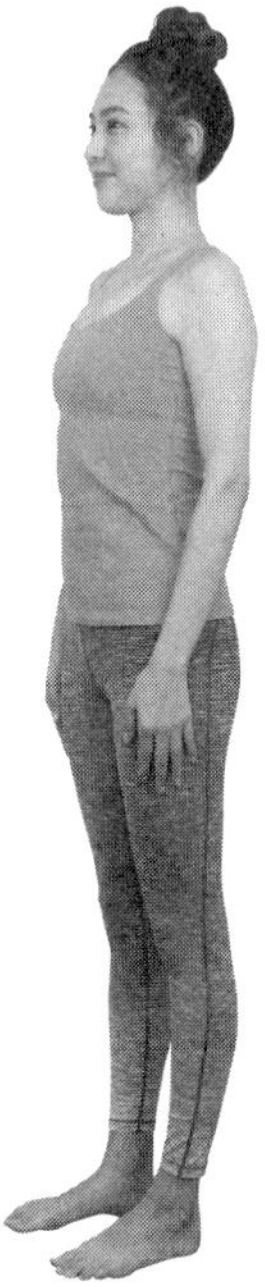

１

背筋を伸ばして直立する。

エクササイズが終わったら…

後ろにそらして、エクササイズ前に比べて「どこまでいくようになったか」と「どこで痛みが発生するか」を確認する。

チェック その3

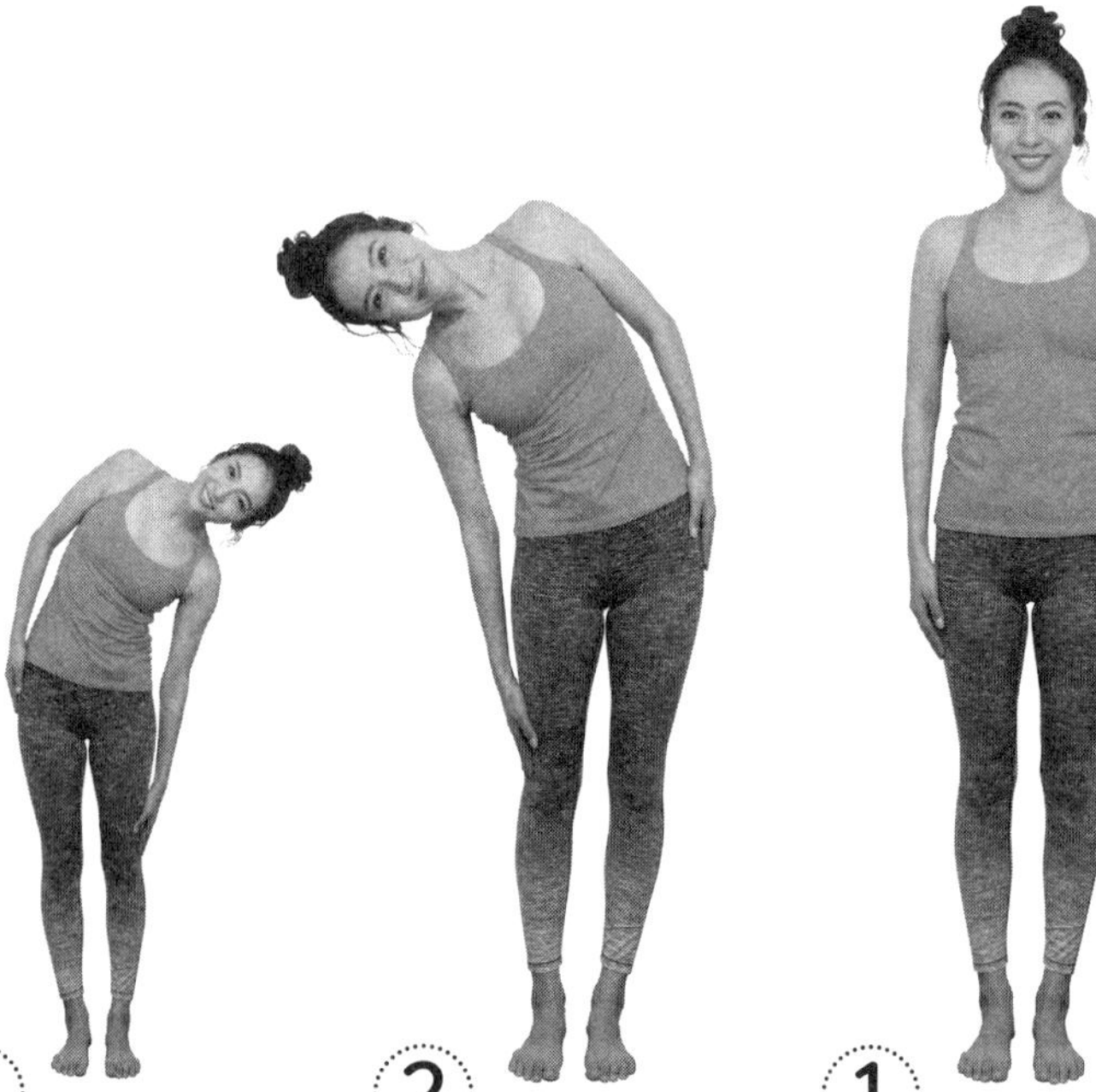

1

背筋を伸ばして直立する。

2

下半身は固定し、両手はまっすぐ下ろしたまま、上半身を右側に倒す。右手の指先がどこまでいくか、どこで痛みが出るのかをチェックする。

3

左側も「2」と同様のことを行ない、あわせて左右の差をチェックする。

エクササイズが終わったら…

指先がエクササイズ前よりもっと床に近づいたか、痛みがどこで出るか、左右で差がないかを確認する。

チェック その4

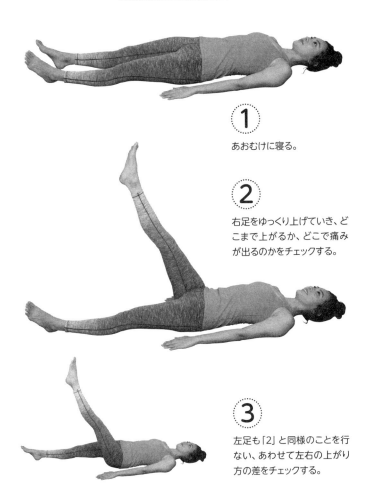

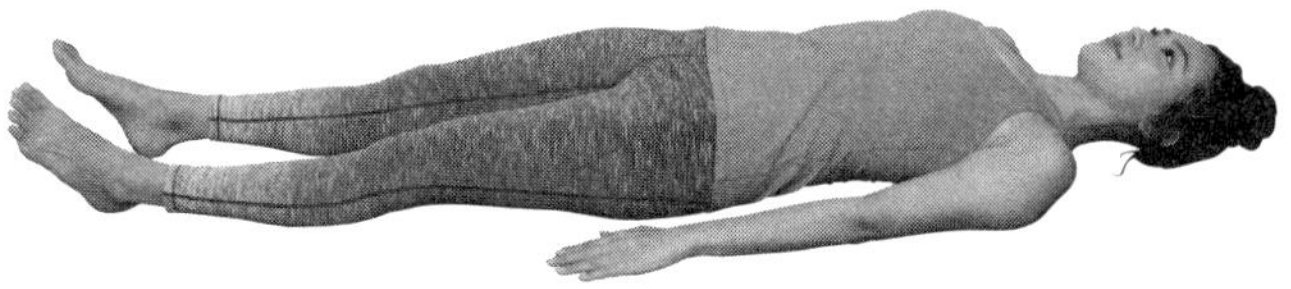

1

あおむけに寝る。

2

右足をゆっくり上げていき、どこまで上がるか、どこで痛みが出るのかをチェックする。

3

左足も「2」と同様のことを行ない、あわせて左右の上がり方の差をチェックする。

エクササイズが終わったら…

足がエクササイズ前よりも上がったか、痛みがどこで出るか、左右で差がないかを確認する。

チェック その5

1

あおむけに寝て右ひざを立てる。

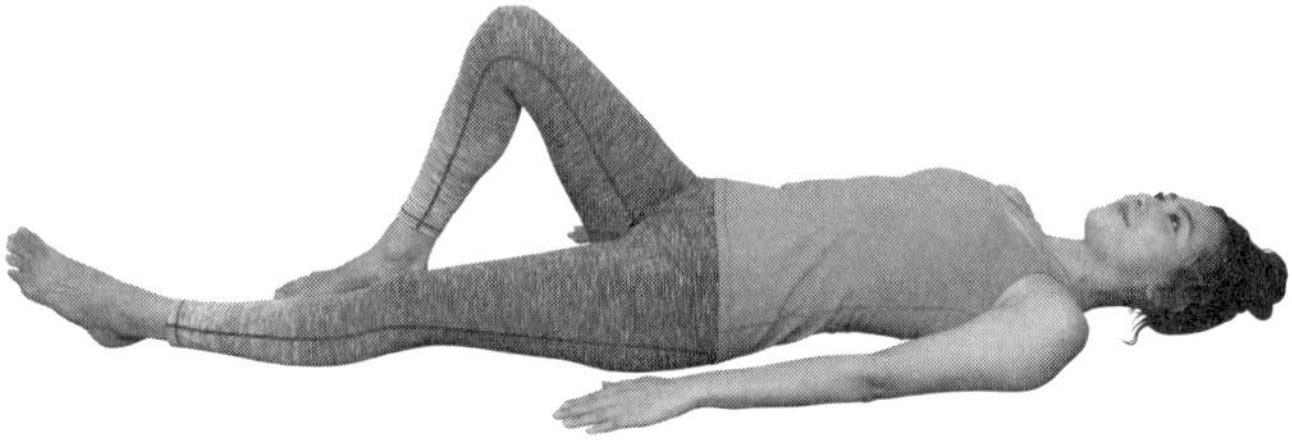

2

右ひざを外側に倒し、どこまで倒れるか、どこで痛みが出るかをチェックする。

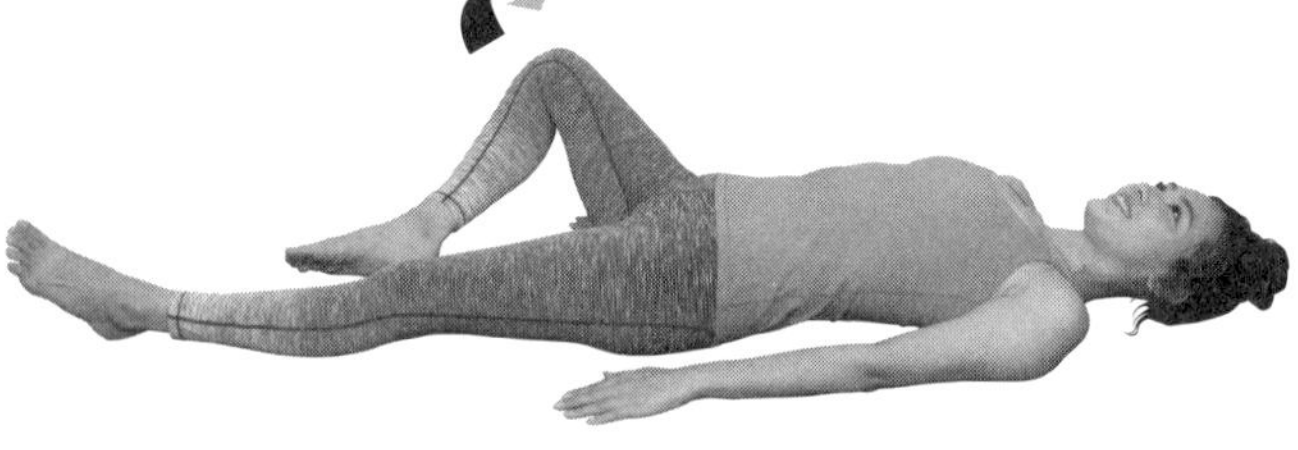

3

次に右ひざを内側に倒し、どこまで倒れるか、どこで痛みが出るかをチェックする。

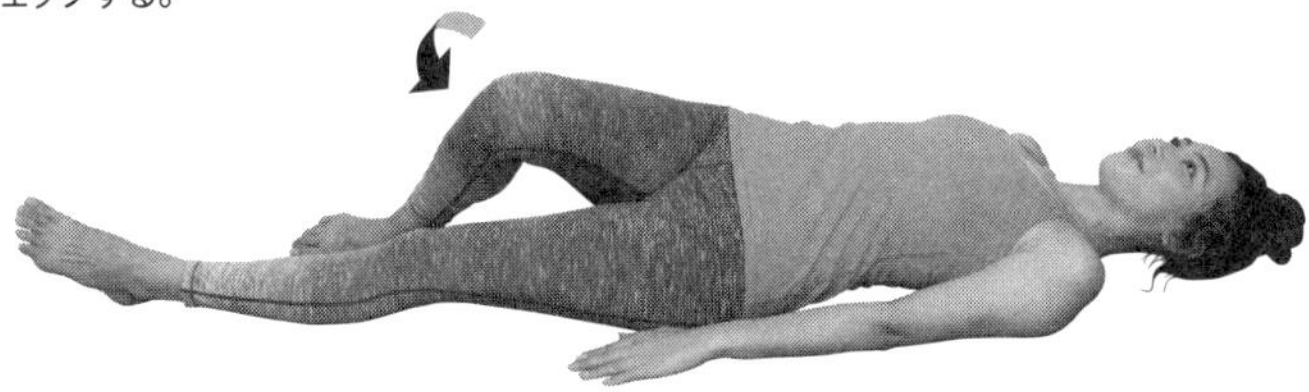

4

左ひざでも「2」「3」と同様のことを行ない、あわせて左右の倒れ方の差をチェックする。

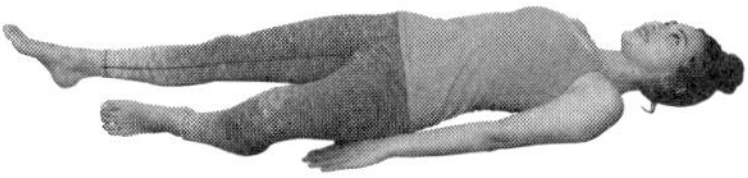

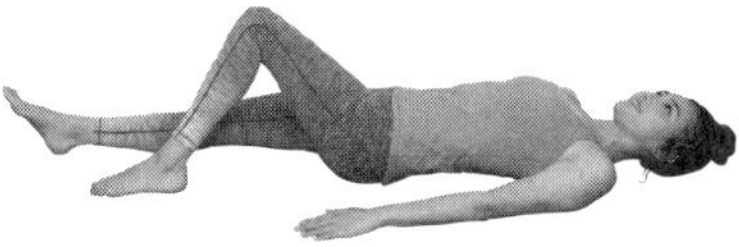

エクササイズが終わったら…

足がエクササイズ前よりも倒れやすくなったか、痛みがどこで出るか、左右の差がどうなったかを確認する。

腰の痛み

腰のエクササイズで痛みを和らげる

骨盤は上半身の重みを受ける場所。骨盤の関節、その中でも腰仙関節は、姿勢や生活習慣によってかなり負荷がかかっています。前後左右に動かしたり回転させたりして、ニュートラルな状態に戻しましょう。

エクササイズ その1

1

あおむけに寝て、両ひざをそろえて立てる。

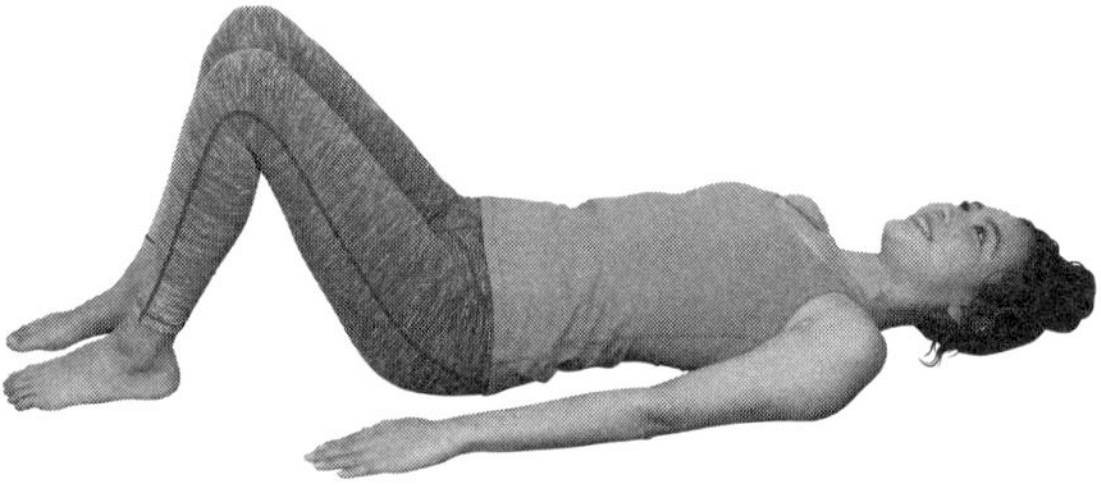

2

お腹を引っ込めながらお尻を持ち上げて、骨盤の上部を後ろに倒す。胸のあたりで両腕をクロスさせたほうがやりやすい人も多いので、試してみるとよい。

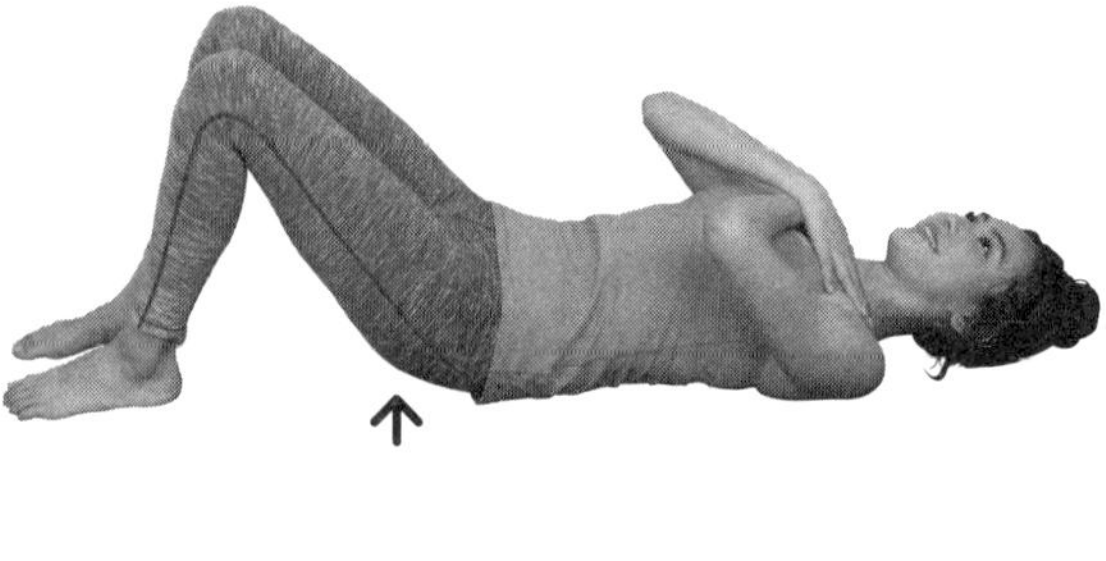

3

ゆっくりと元の状態に戻る。

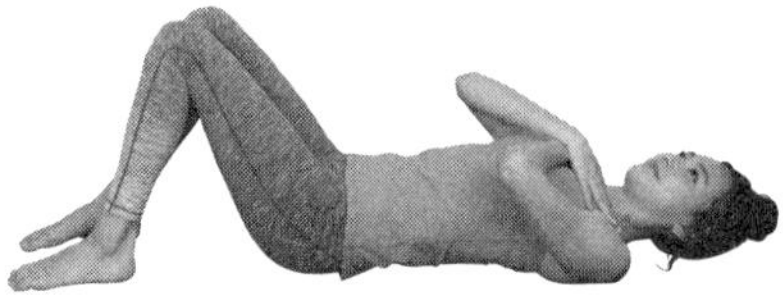

4

背中を浮かせて、骨盤の上部を前に傾ける。

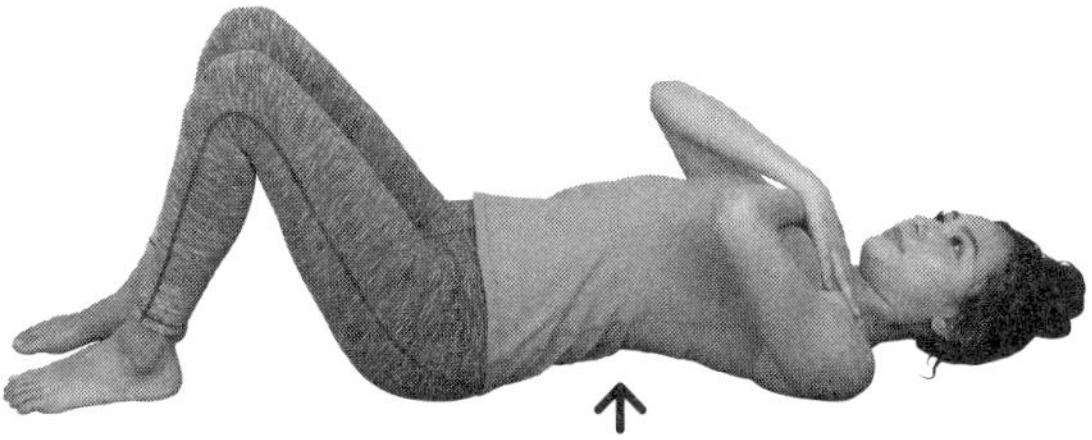

5

ゆっくりと元の状態に戻る。「2」～「5」をさらに2回繰り返す。こうして、骨盤を前後に動かして関節を調整していく。

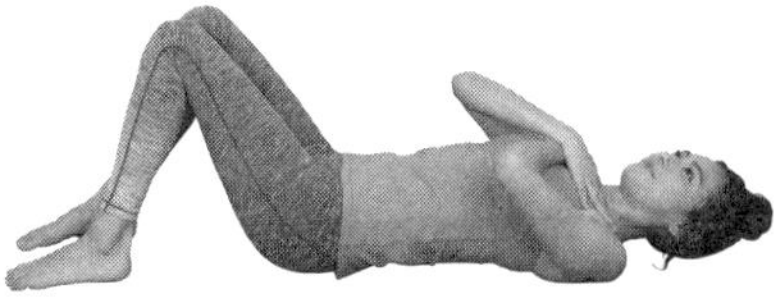

エクササイズ その2

1 あおむけに寝て、両ひざをそろえて立てる。

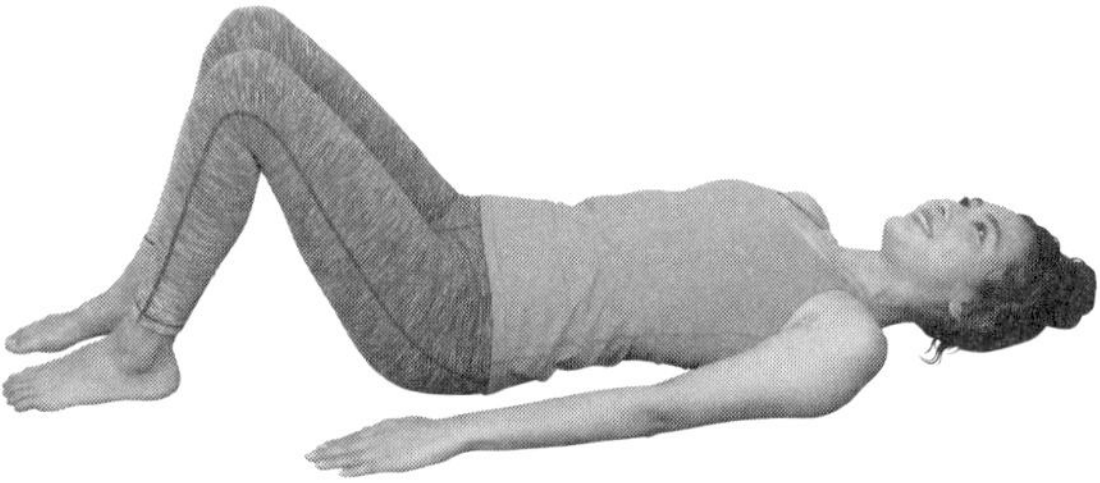

2 骨盤の右側を頭の方向に引き上げるつもりで動かす。

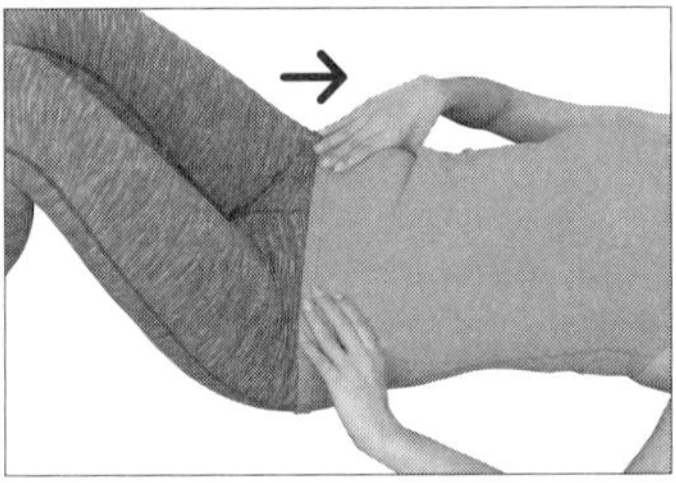

3 骨盤の左側も同様に行なう。

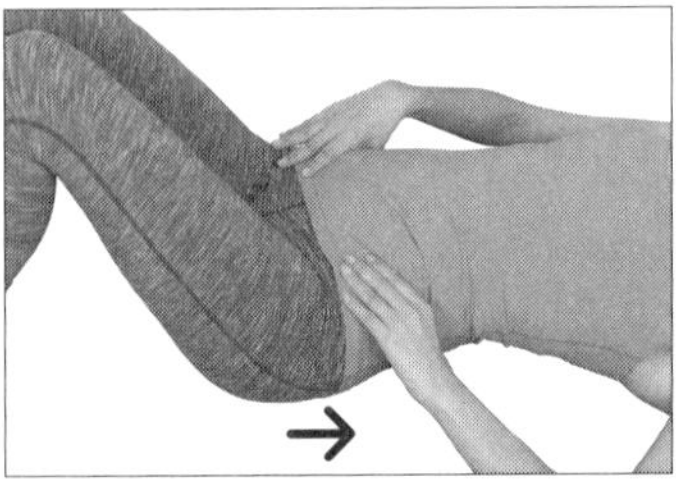

4 「2」～「3」をさらに2回繰り返す。こうして、骨盤の左右を引き上げて関節を調整していく。

エクササイズ その3

1 あおむけに寝て、両ひざをそろえて立てる。

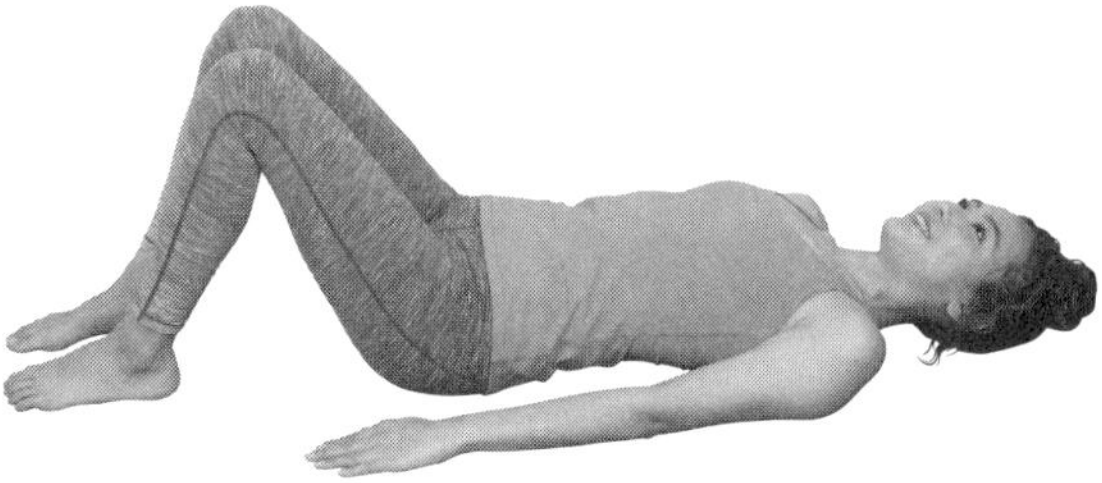

2 そろえたひざをゆっくりと右側に30°傾ける。胸のあたりで両腕をクロスさせたほうがやりやすい人も多いので、試してみるとよい。

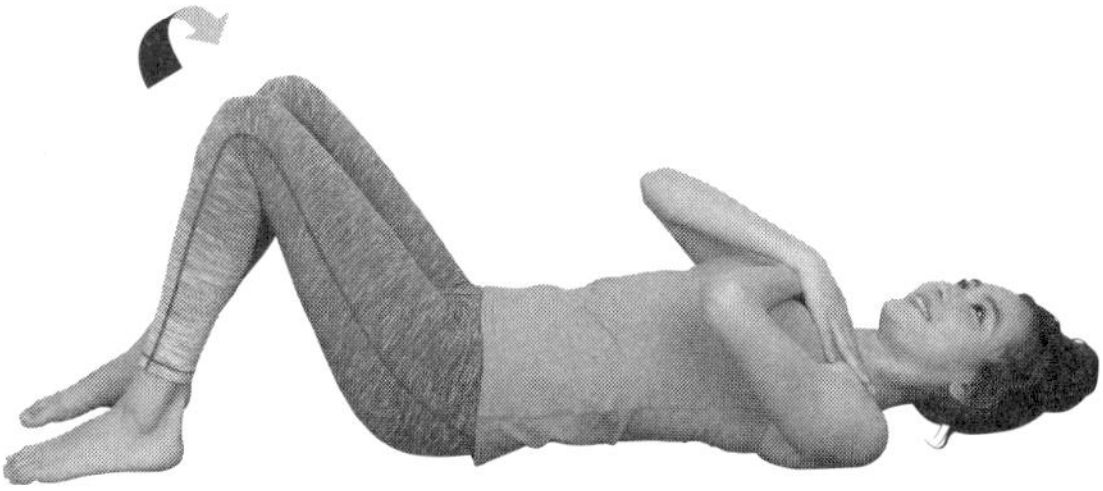

3 左側も同様に傾ける。

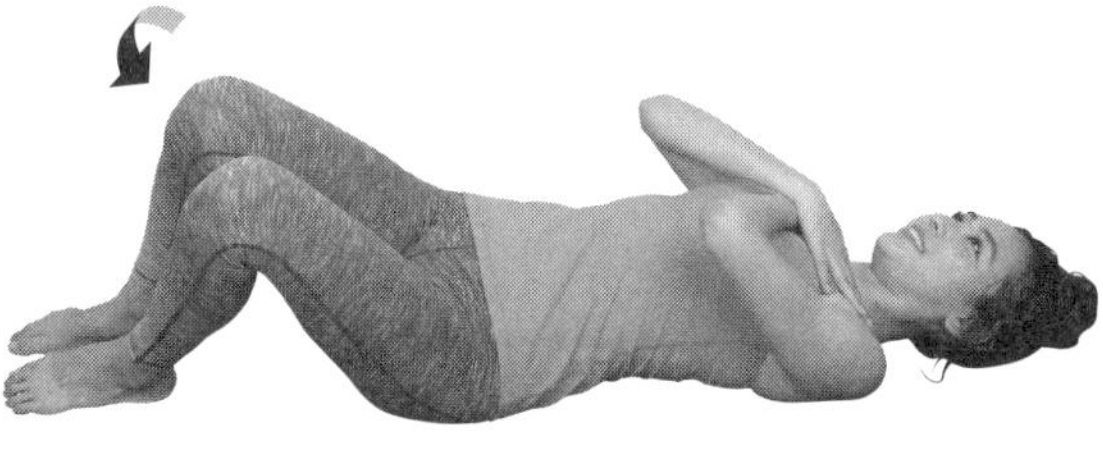

4 「2」～「3」をさらに2回繰り返す。こうして、骨盤を左右に回転させて関節を調整していく。

ひざの様子をチェックする

チェック

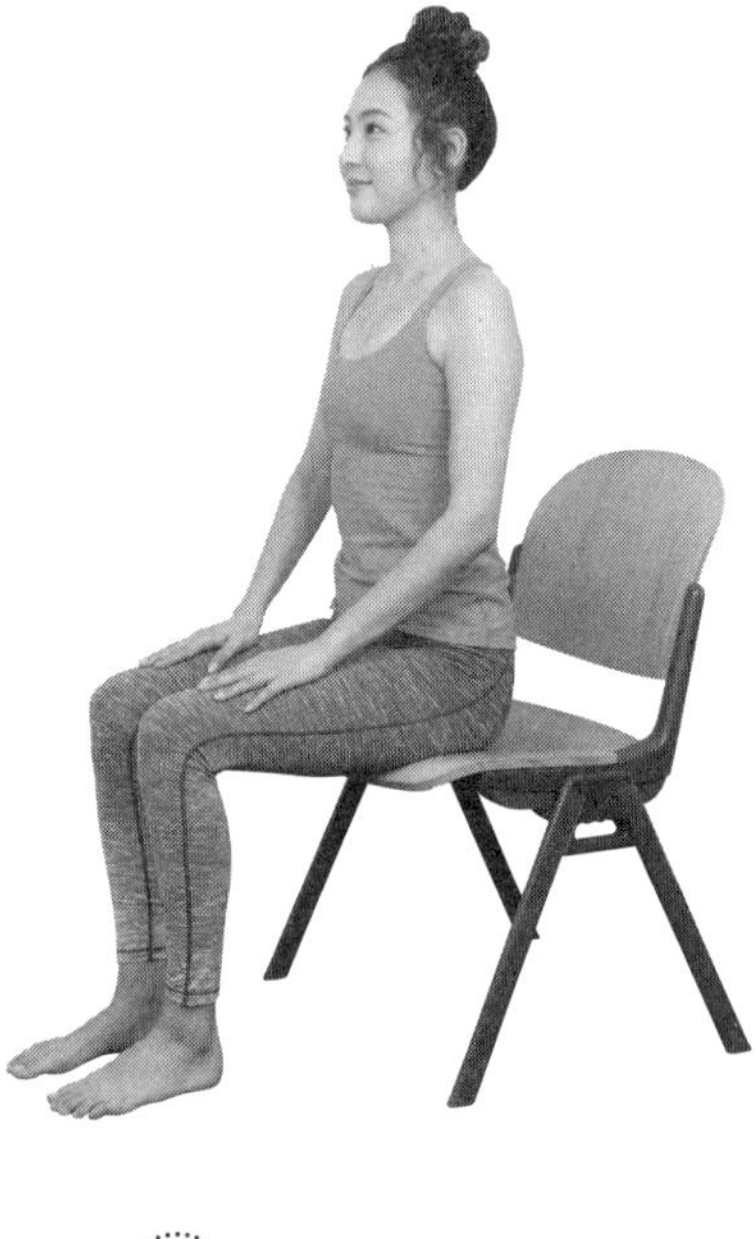

1

イスに座る。

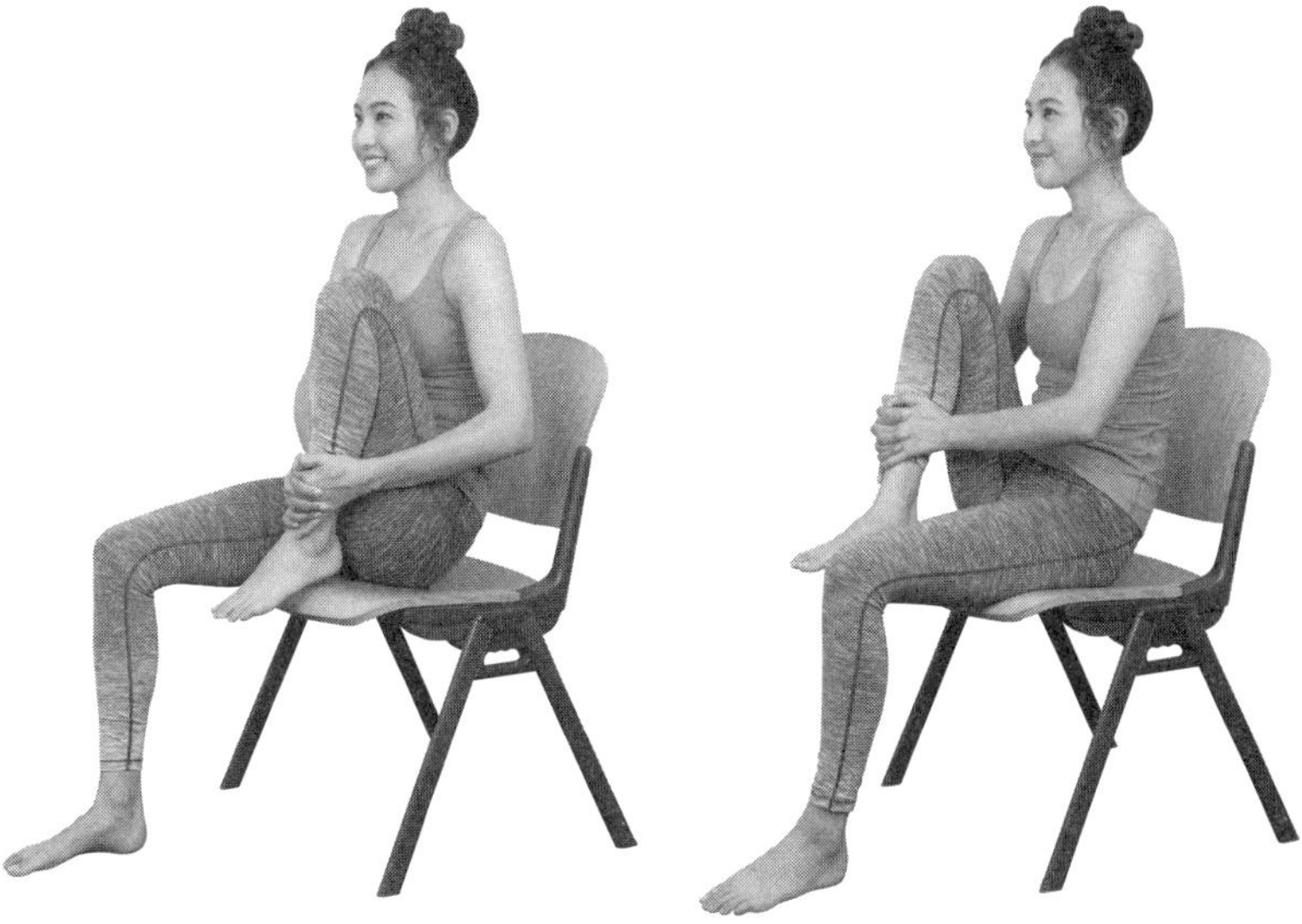

2

右足の足首近くを持ち、ひざをどこまで曲げられるか、痛みが出るかどうかをチェックする。

3

左足でも「2」と同様のことを行ない、あわせて左右の差をチェックする。

エクササイズが終わったら…

ひざをより深く曲げられるようになっているか、痛みが出ているか、痛みの程度に変化はあったか、左右の差はどうなったかを確認する。

ひざの痛み

ひざは腰と並んで傷めやすいところ。痛みのない範囲で、曲げたり伸ばしたりを繰り返すことで、脱線した関節の通り道を元に戻していきましょう。

ひざのエクササイズで痛みを和らげる

エクササイズ その1

1

あおむけに寝る。

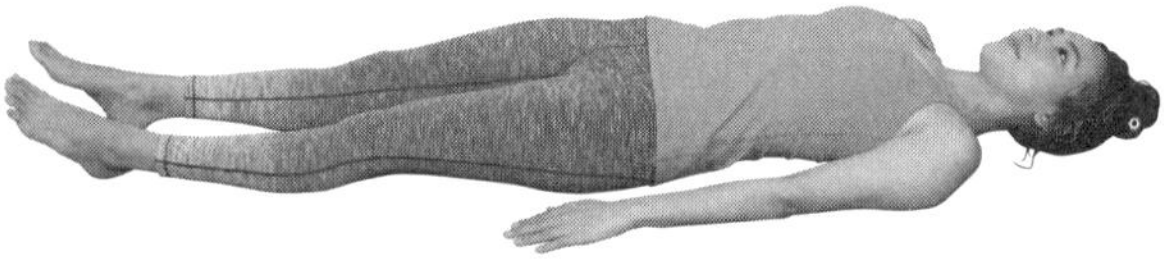

2

右の足首の近くを両手で抱え込み、胸のほうに寄せてひざを曲げていく。

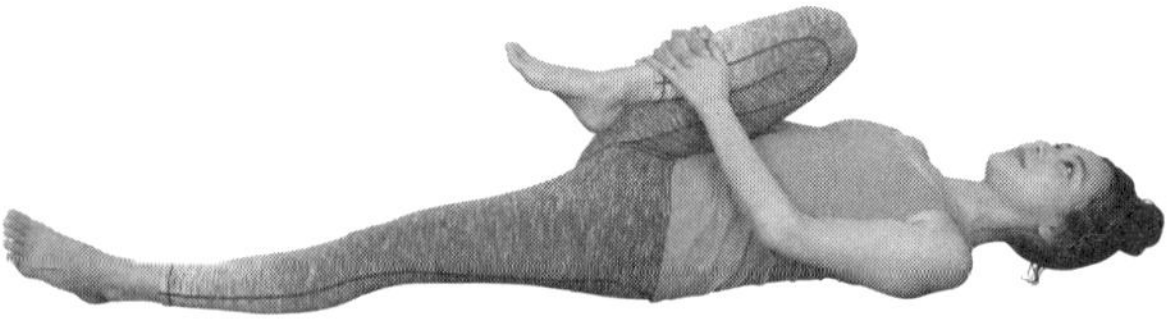

3

ゆっくりと元の状態に
戻る。

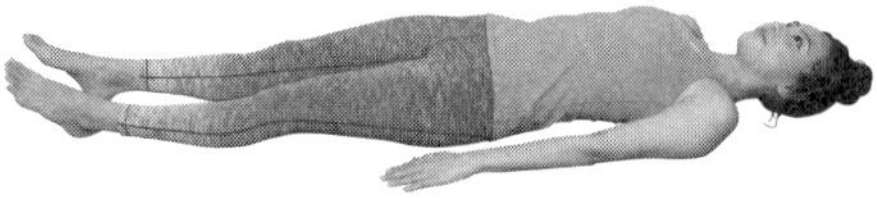

4

左側も同様に行なう。

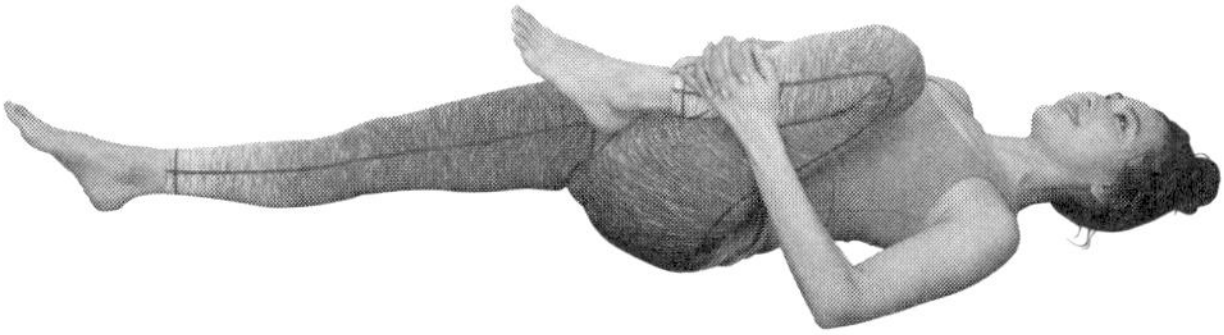

5

ゆっくりと元の状態に
戻る。「2」～「5」をさ
らに2回繰り返す。

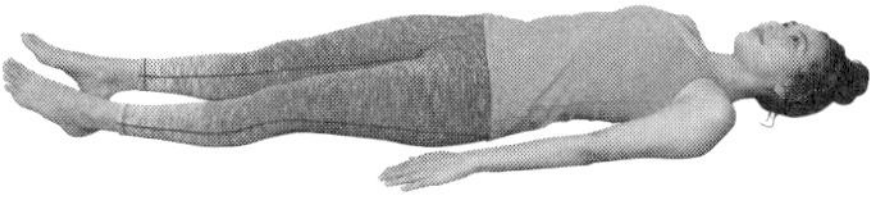

エクササイズ その2

1

あおむけに寝る。

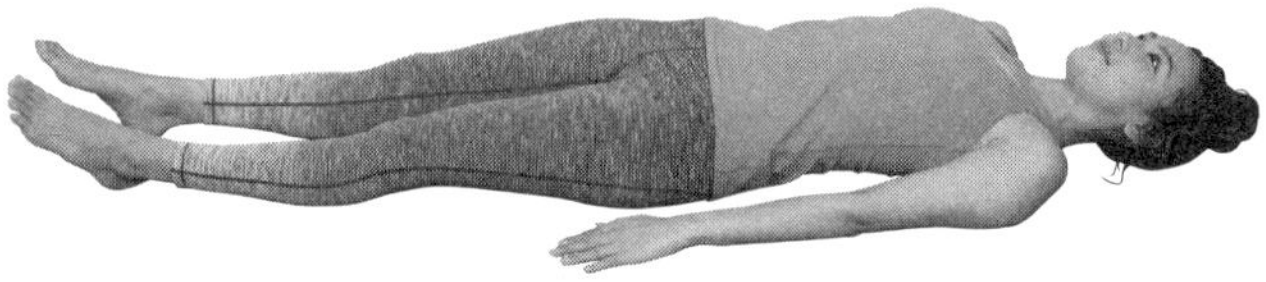

2

右ひざを立て、足の裏全体が床に接する状態ですべらせながら、かかとをお尻のほうに近づけてひざを曲げる。

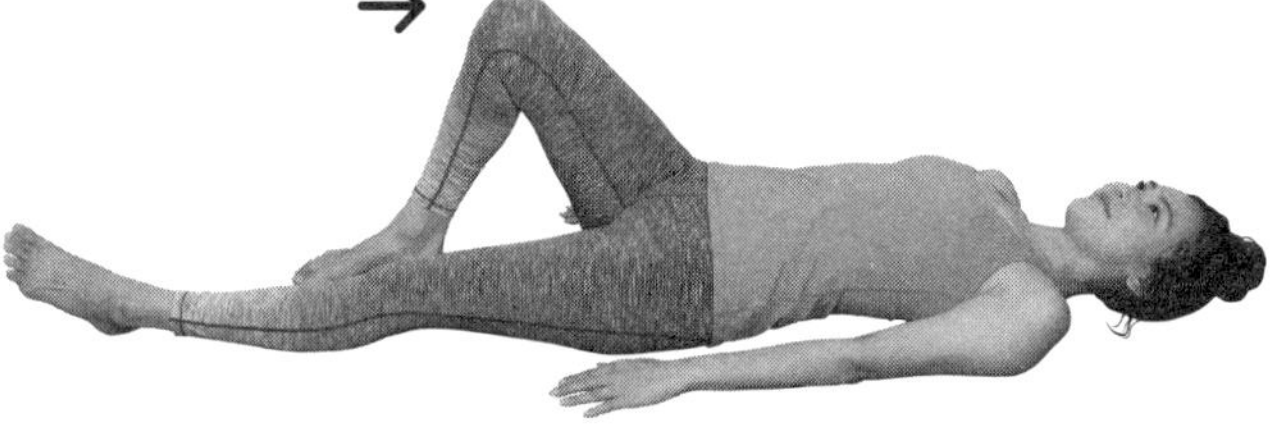

3

ゆっくりと元の状態に
戻る。

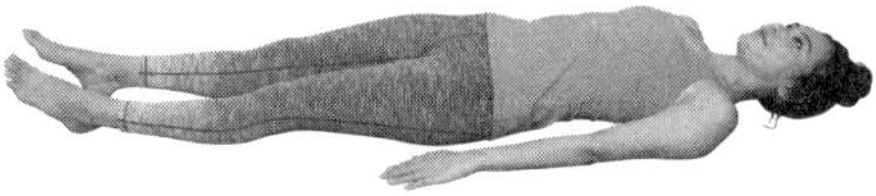

4

左側も同様に行なう。

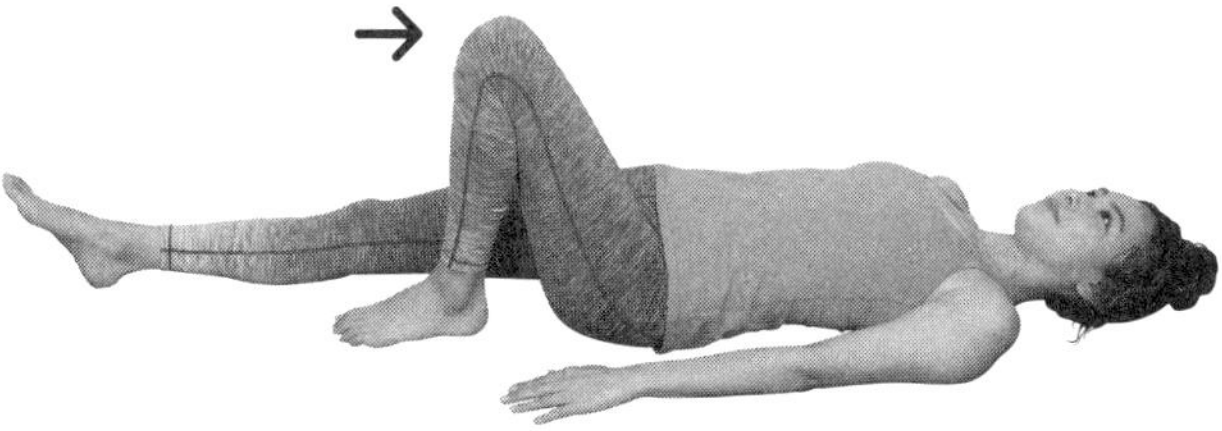

5

ゆっくりと元の状態に
戻り、「2」～「5」をあ
と2回繰り返す。

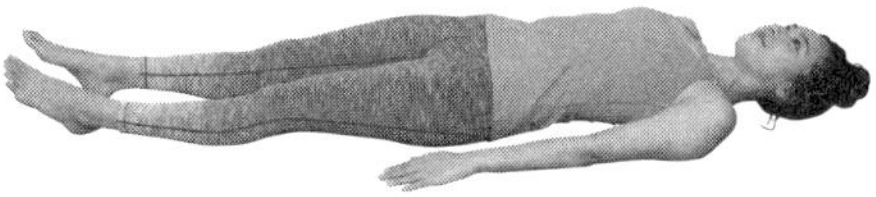

肩の様子をチェックする

チェック その1

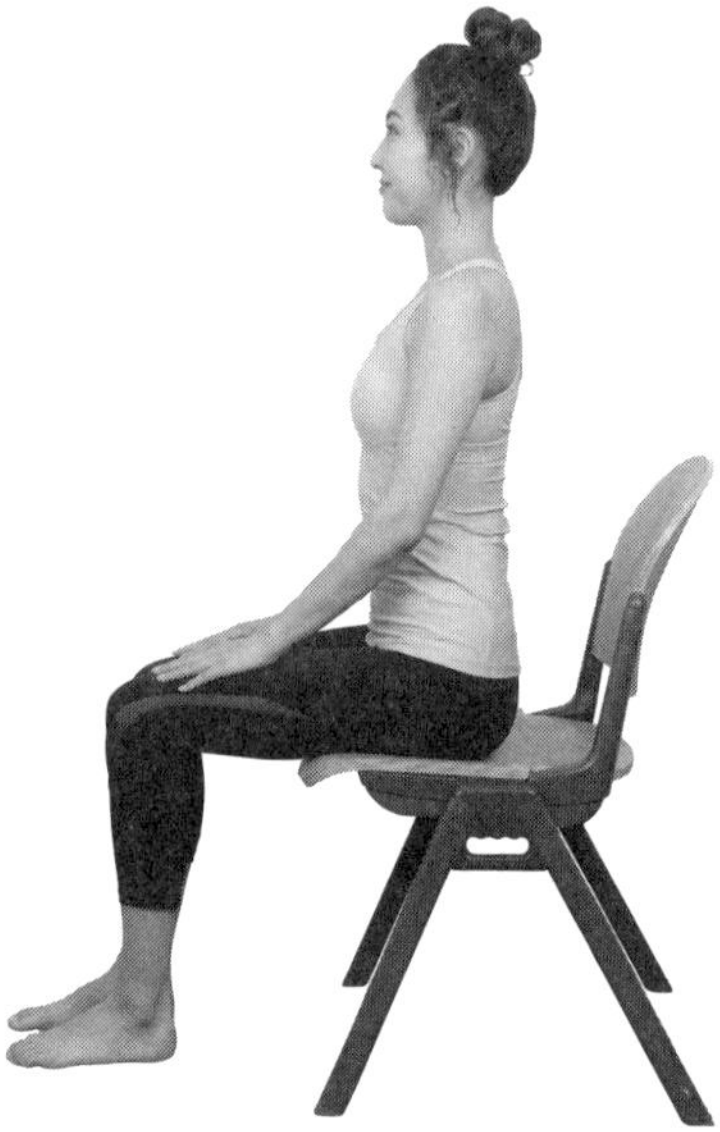

1

イスに座り、両手は太ももに置く。

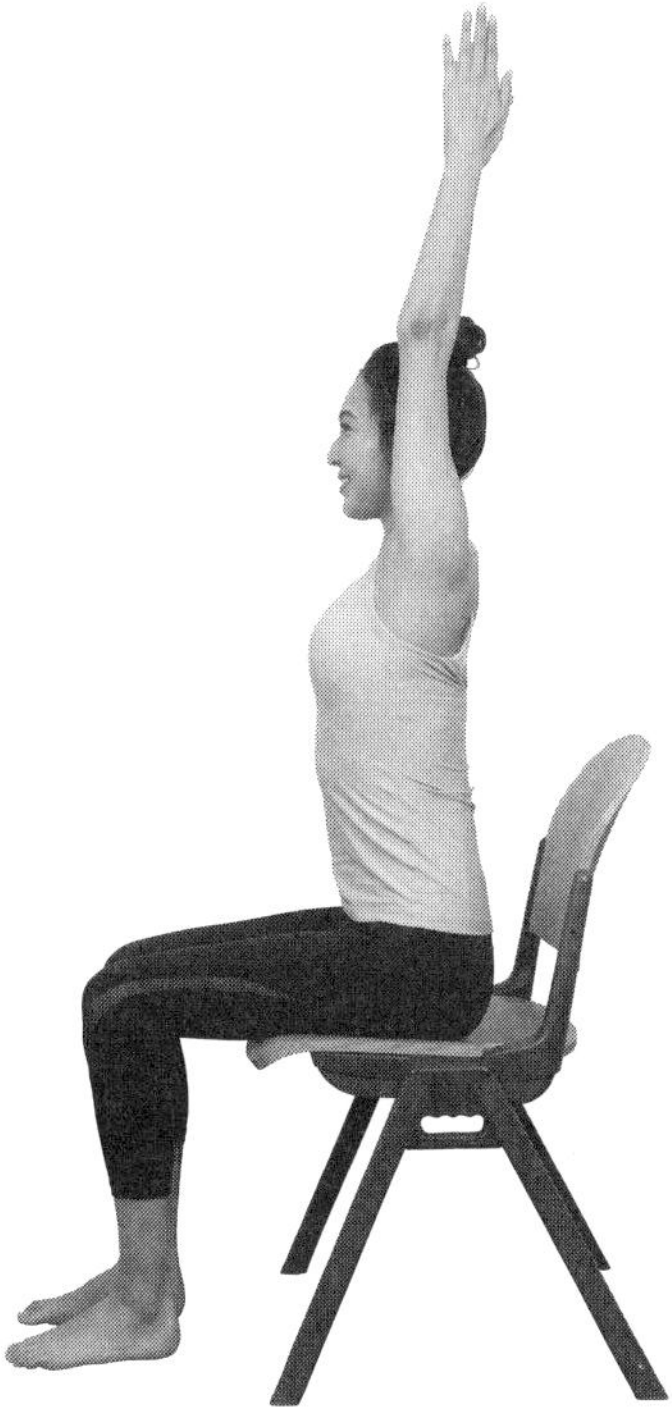

②

両腕を伸ばしたまま、真上に上げていく。痛みはないか、左右の差がないかをチェックする。耳の横まで上がればOK。

エクササイズが終わったら…

エクササイズ前よりも腕が上がるようになったか（=肩の可動域が広くなったか）、痛みの有無と程度の変化はあったか、左右の差はどうなったかを確認しよう。

チェック その2

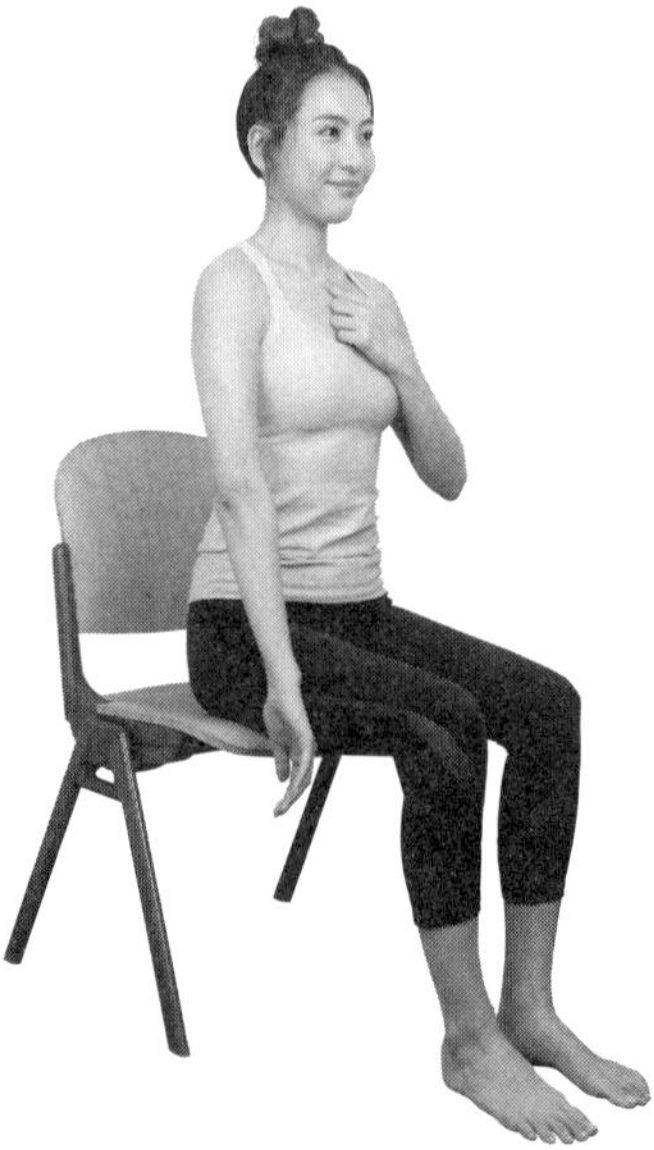

1

イスに座り、左手の人差し指を鎖骨の真ん中のくぼみに当てる。

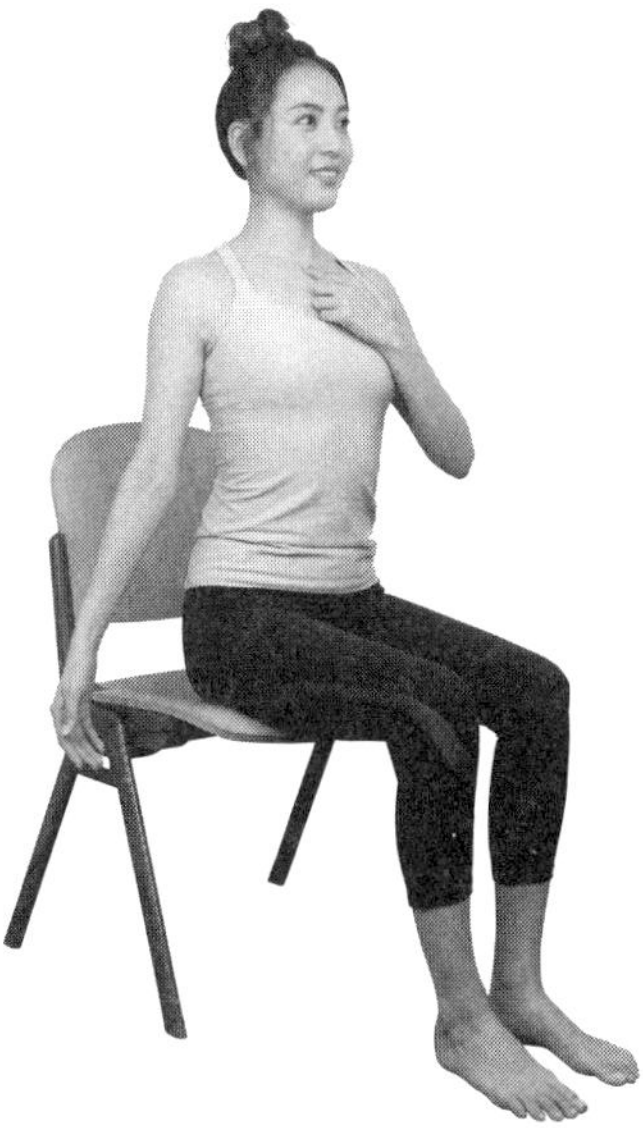

2

右ひじを軽く曲げ、肩を前から後ろへ大きく回し、肩の動きがスムーズか、痛みはないかをチェックする。後ろから前にも回して同様にチェックしよう。

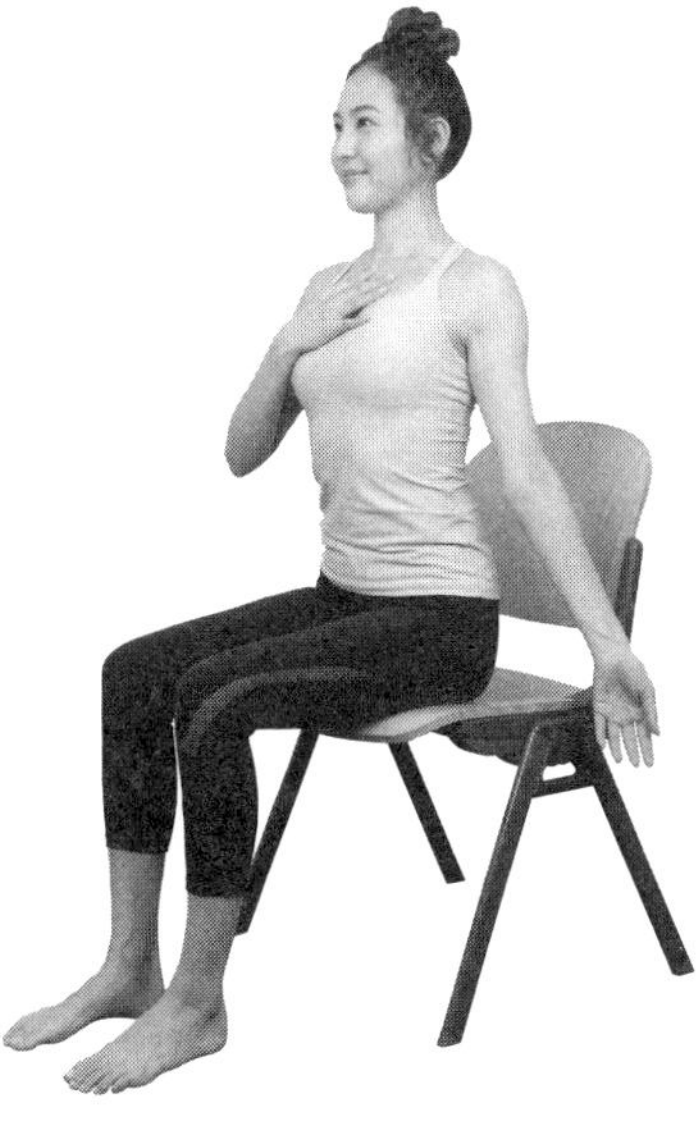

3

左右を入れ替えて「2」を行ない、左肩の状態をチェックし、左右差についても確認していく。

エクササイズが終わったら…

エクササイズ前に比べて、肩の動きがどうなったか、痛みの有無と程度に変化はあったか、左右の違いはどうなったかを確認しよう。

肩の痛み

肩のエクササイズで痛みを和らげる

肩こりの原因は、肩甲骨〜肩鎖関節〜胸鎖関節の動きがスムーズでないことにあります。それぞれの骨、関節周りをほぐして動きやすくしていきましょう。

エクササイズ その1

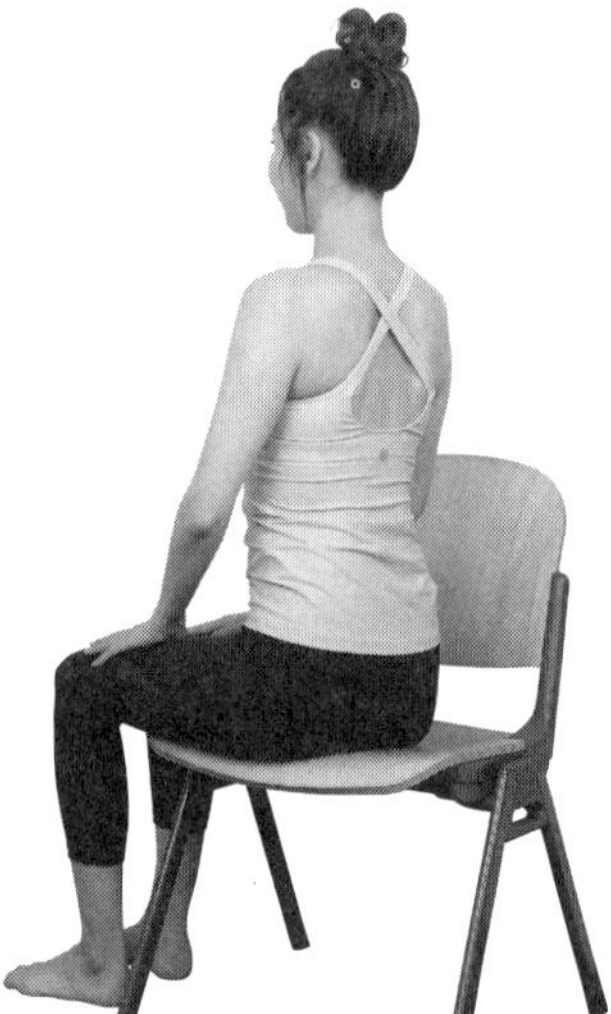

1

肩を回しやすい場所に座る。写真のように背もたれがじゃまにならないように座るとよい。

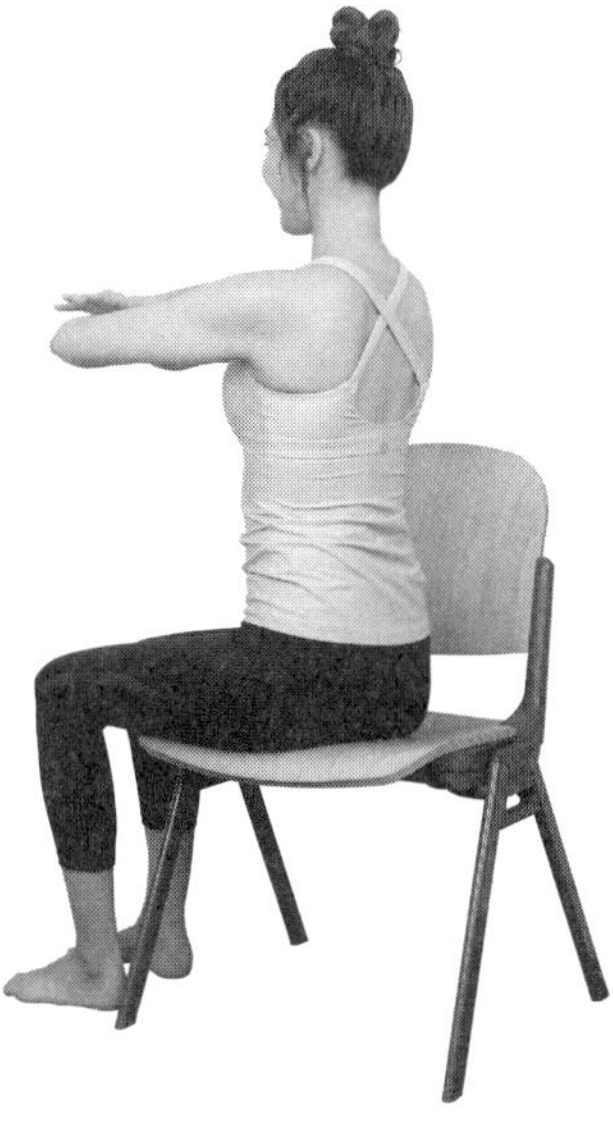

2

腕を床に対して水平になるようにし、前方で抱え込むような状態になるように、両ひじは直角に曲げていく。

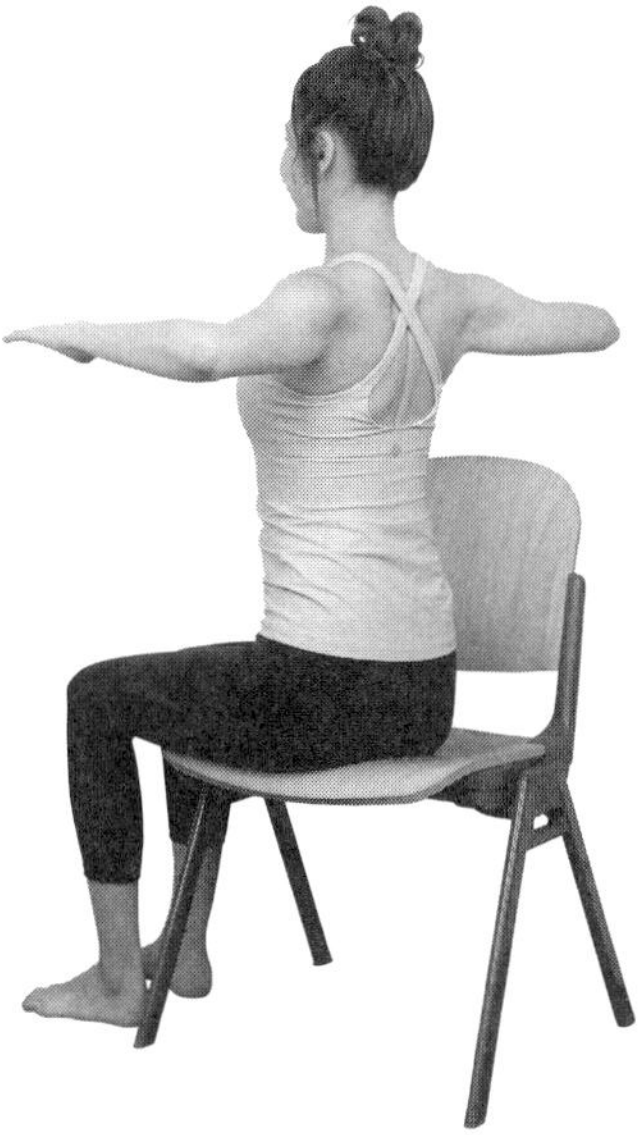

3

体の後ろで両ひじが近づくように、ゆっくり肩甲骨を寄せていく。

4 「2」～「3」をさらに2回繰り返す。

エクササイズ その2

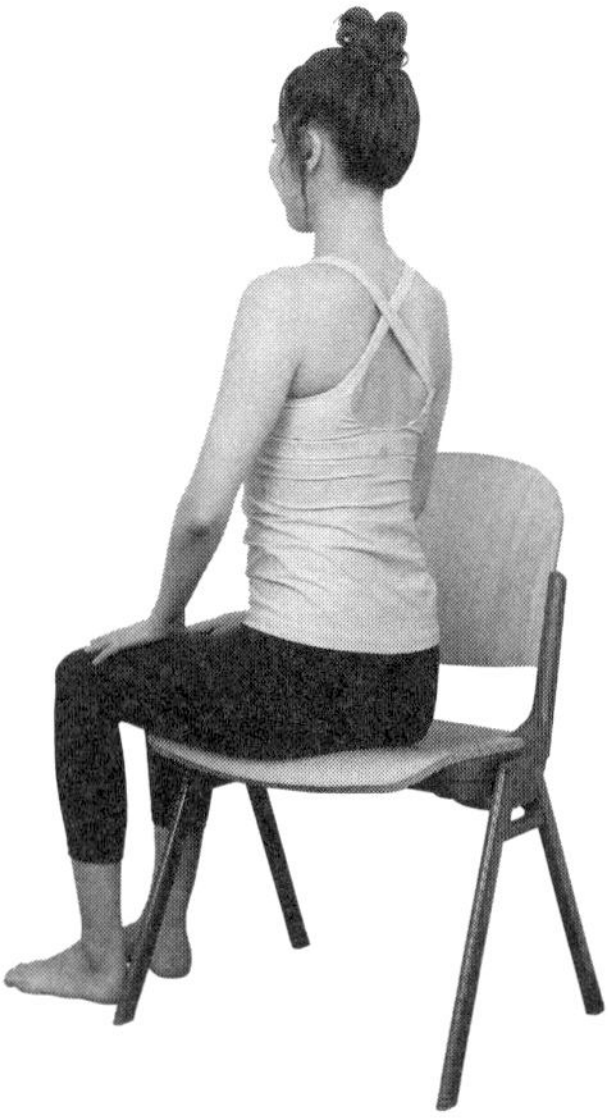

1

肩を回しやすい場所に座る。写真のように背もたれがじゃまにならないように座るとよい。

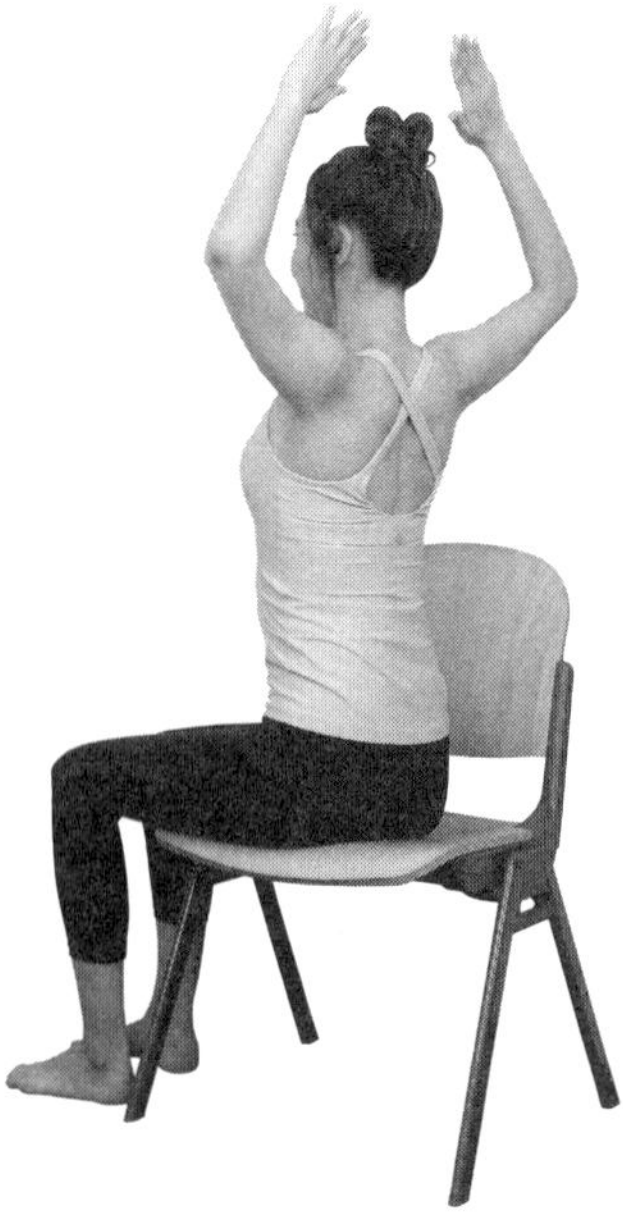

2

両腕を直角に曲げて頭の上に上げる。

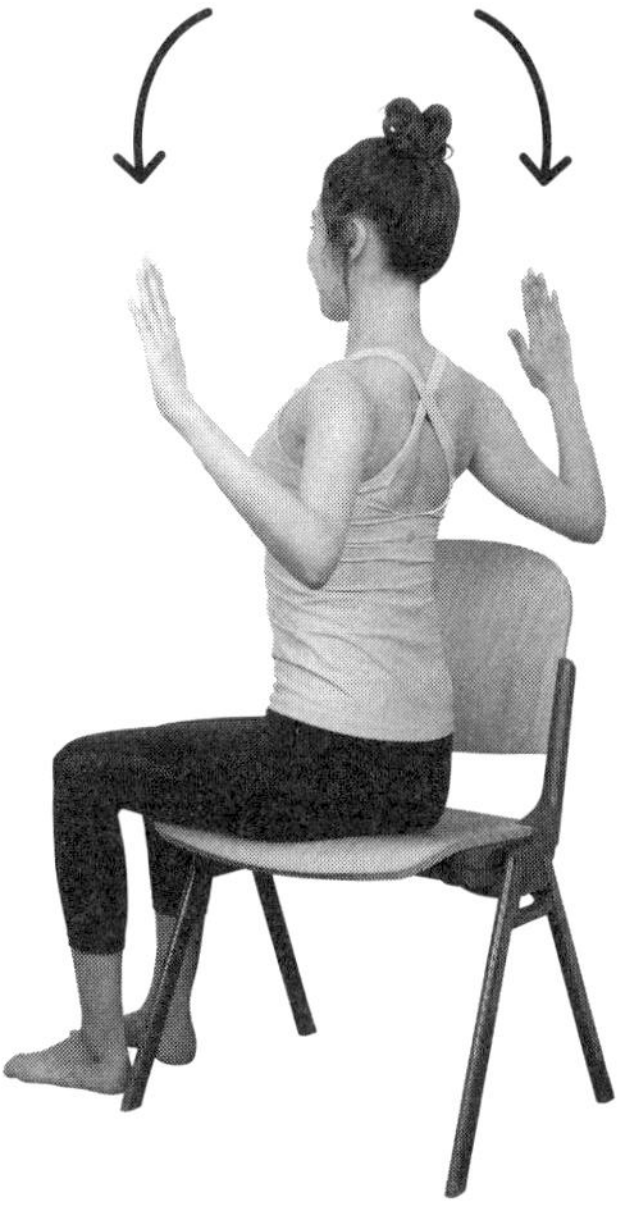

3

肩甲骨の動きを意識しながら、円を描くようにゆっくりと両腕を下ろしていく。

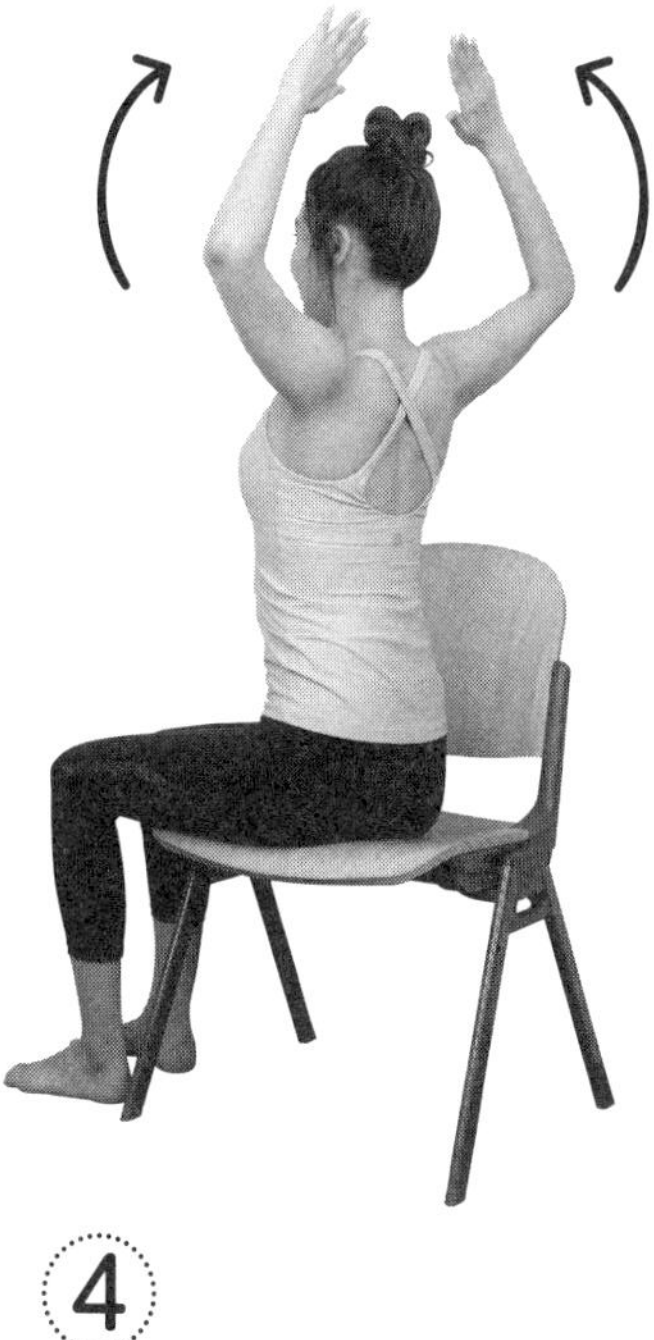

4

今、描いた軌道を戻るように腕を上に上げていく。

5 「2」〜「4」を、さらに2回繰り返す。

エクササイズ その3

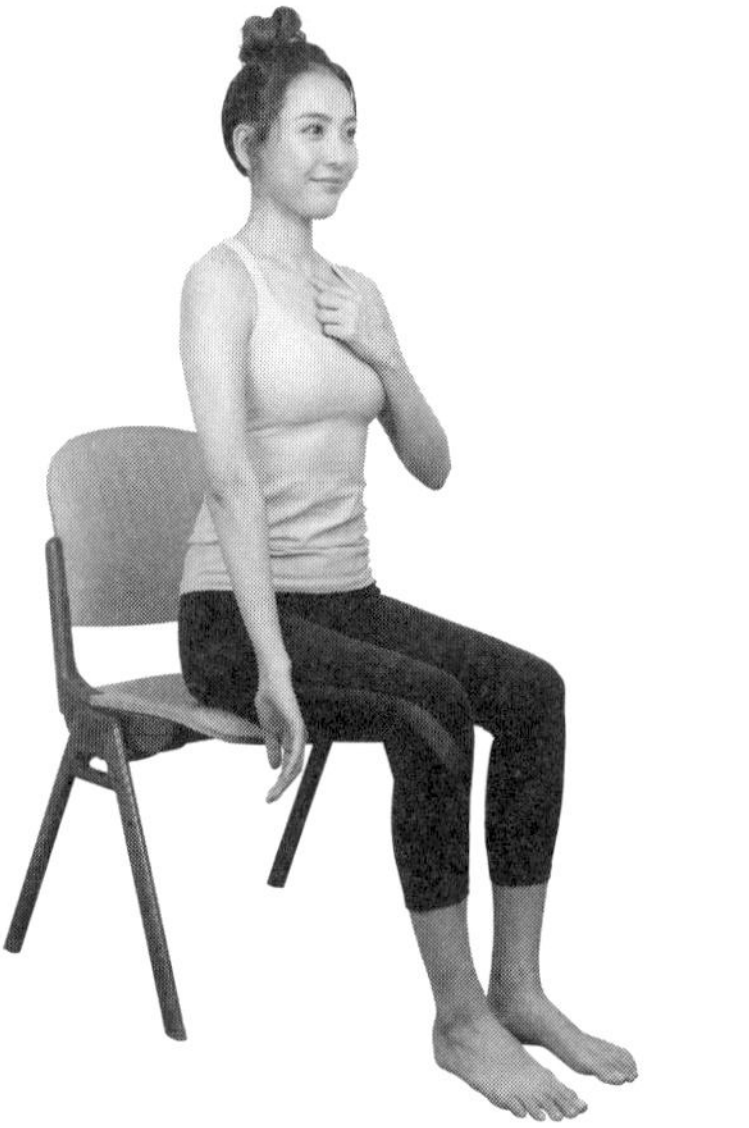

1

イスに座って、左手の人差し指を鎖骨の真ん中に当てる。

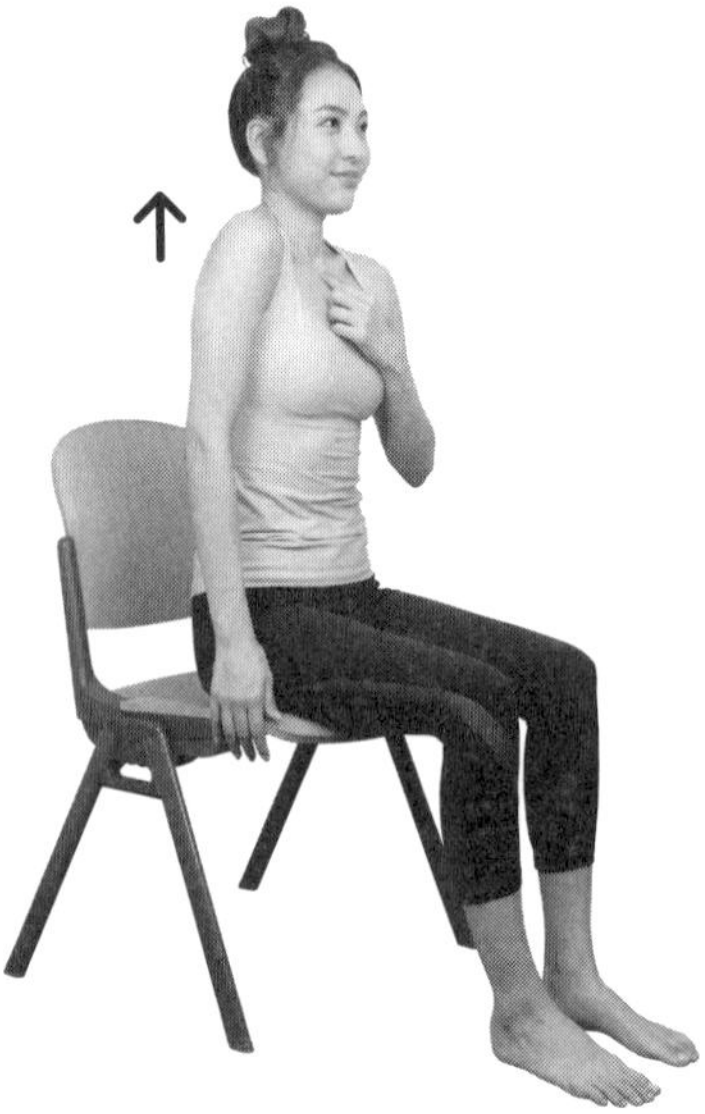

2

鎖骨の動きを意識しながら、右肩を上に引き上げる。

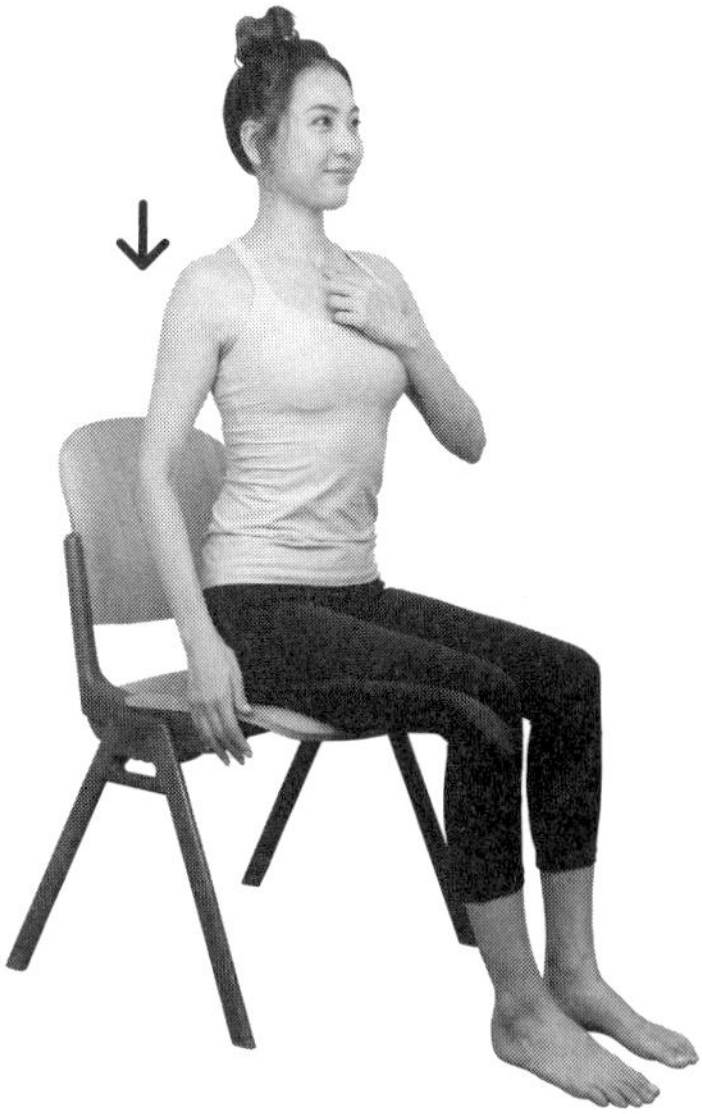

3

鎖骨の動きを意識しながら、右肩を
下に引き下げる。

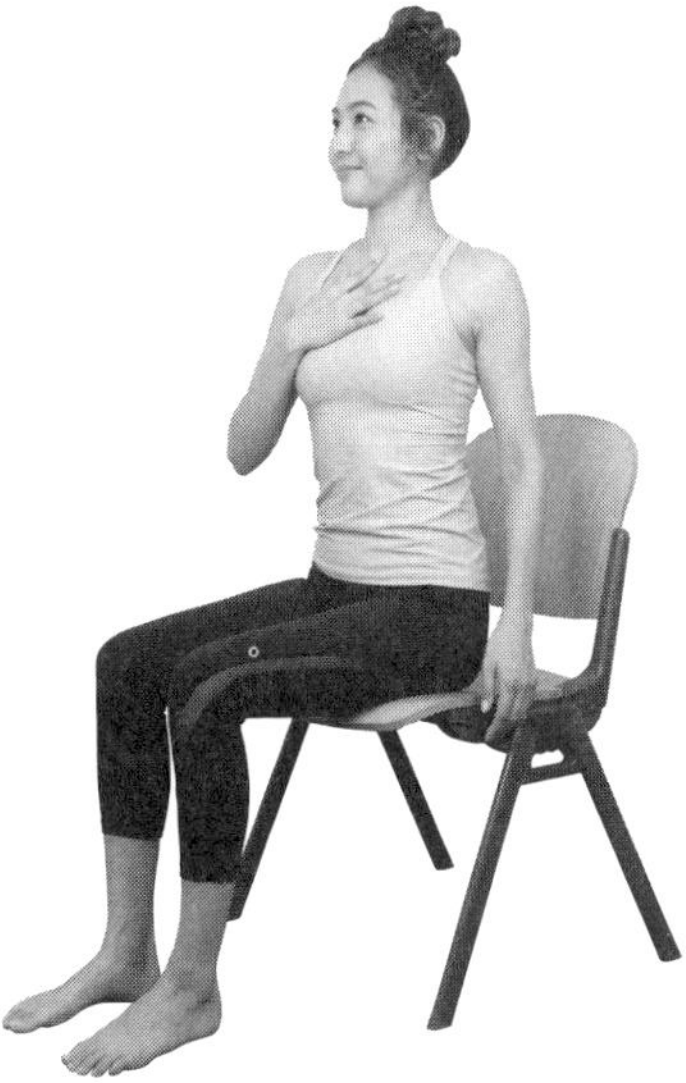

4

「2」～「3」をさらに2回繰り返したら、
左肩も同様に行なう。

エクササイズ その4

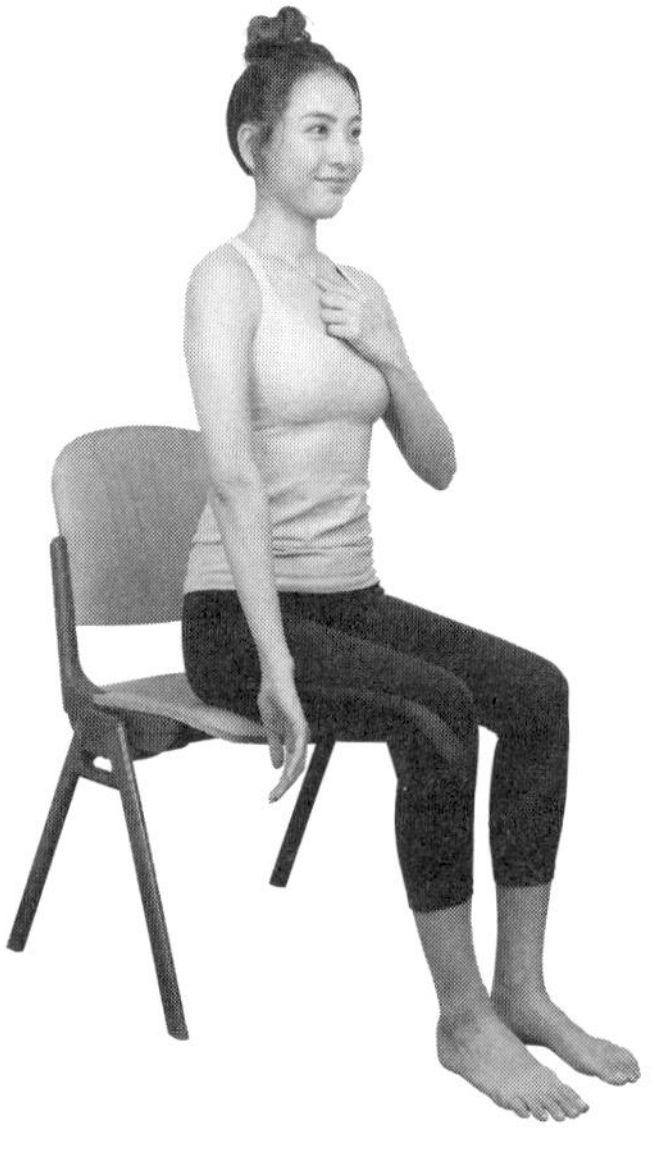

1

イスに座って、左手の人差し指を鎖骨の真ん中に当てる。

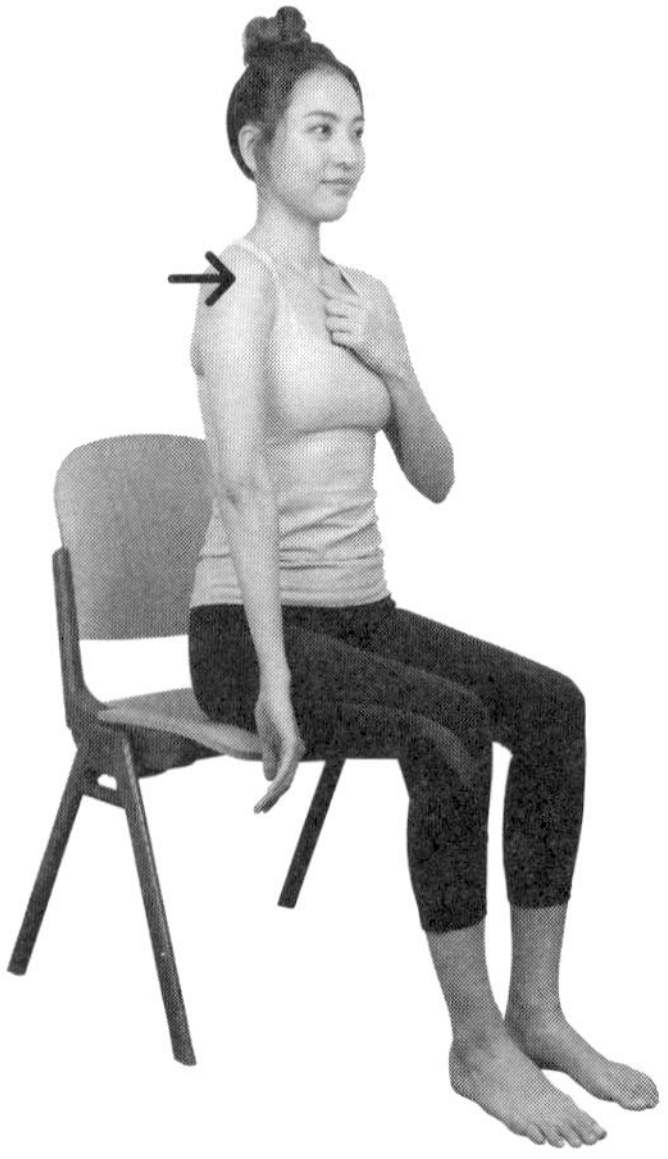

2

鎖骨の動きを意識しながら、右肩を前に突き出す。

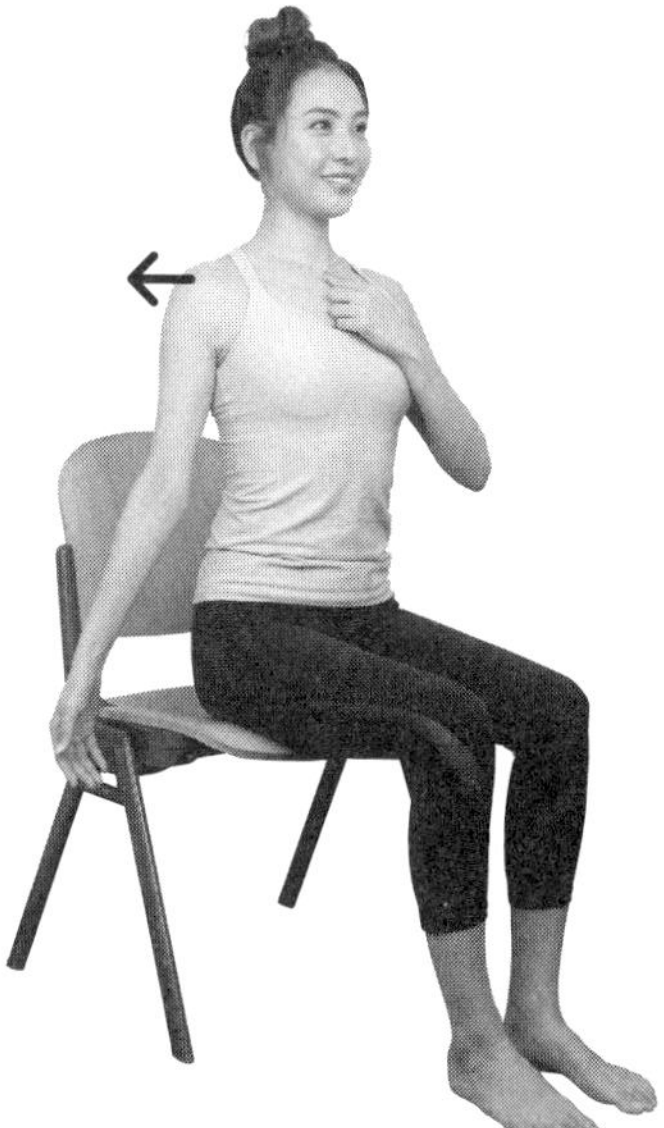

3

鎖骨の動きを意識しながら、右肩を後ろに引く。

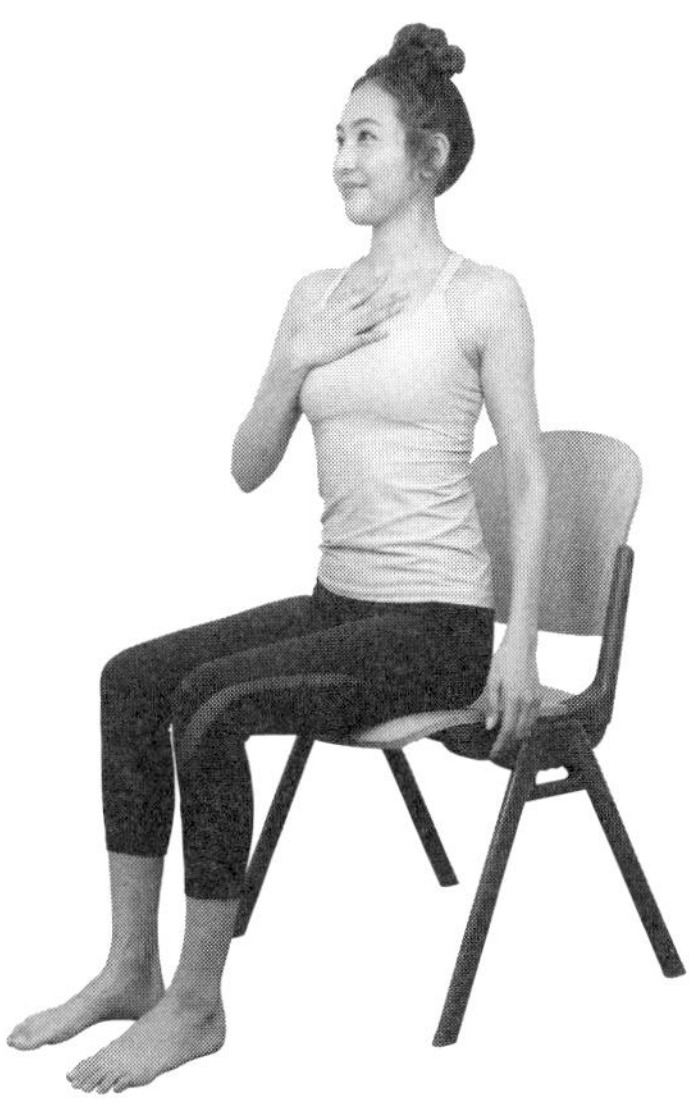

4

「2」～「3」をさらに2回繰り返したら、左肩も同様に行なう。

首の様子をチェックする

チェック その1

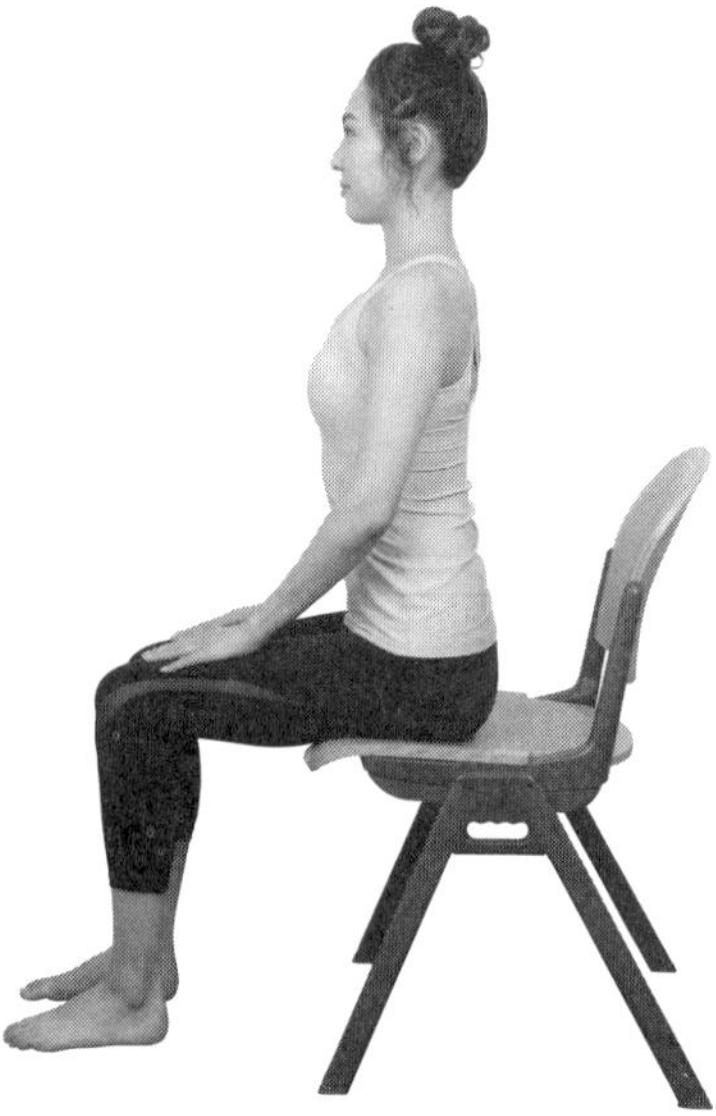

1

イスに背筋を伸ばして座り、両手は太ももに置く。

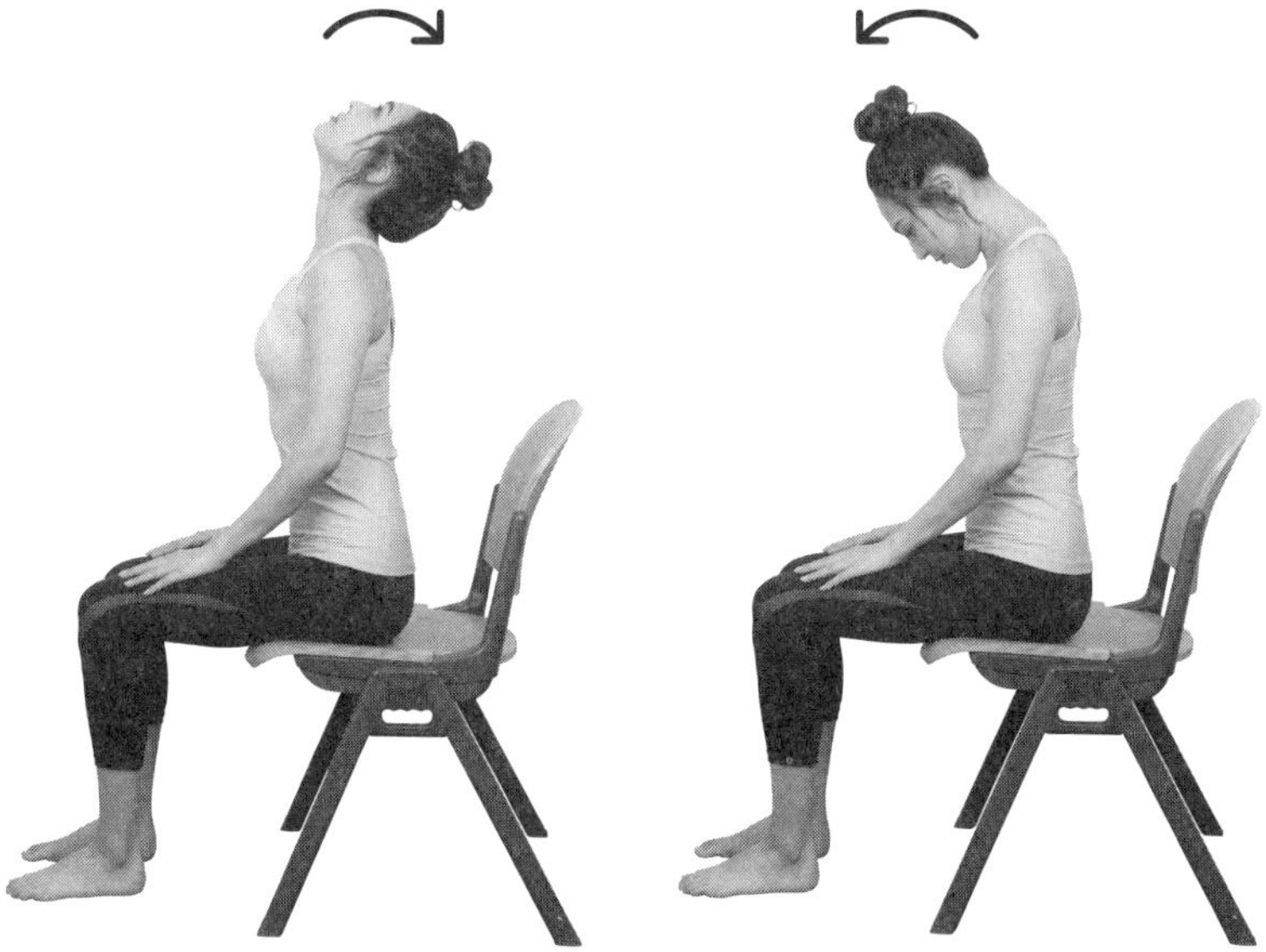

2

首をゆっくり前に倒したり、後ろにそらしたりして、どこまで曲げることができるか、痛みの有無と程度をチェックする。

エクササイズが終わったら…

エクササイズ前に比べて、首の動きがどうなったか、痛みの有無と程度に変化はあったかどうかを確認しよう。

チェック その2

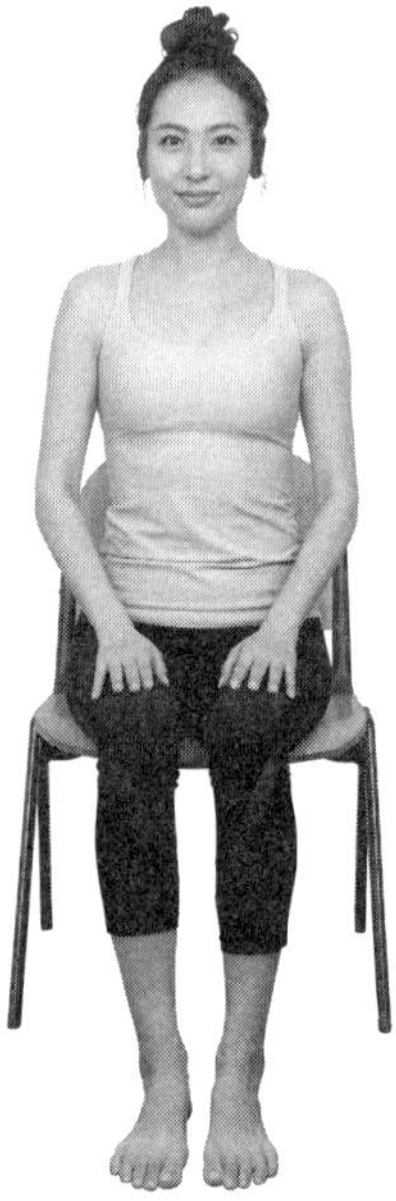

1

イスに背筋を伸ばして座り、両手は
太ももに置く。

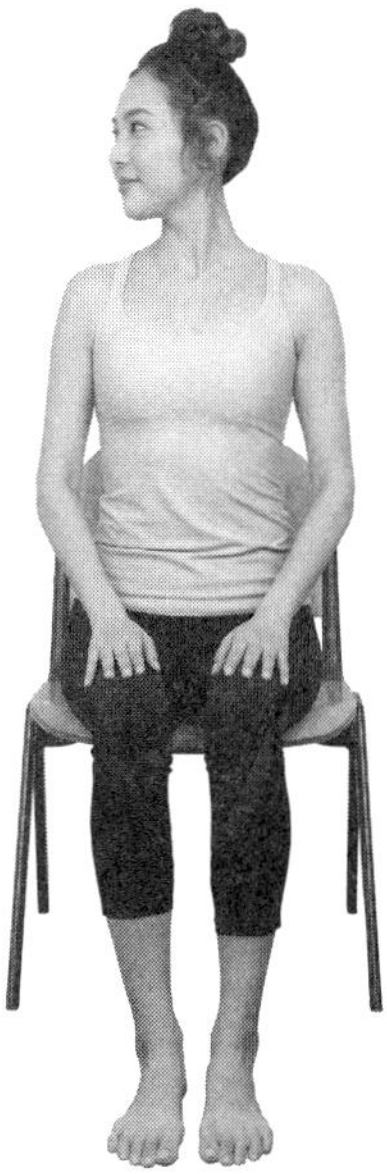

2

首をゆっくり右に回して、どこまで回せるか、痛みが出るかどうかをチェックする。

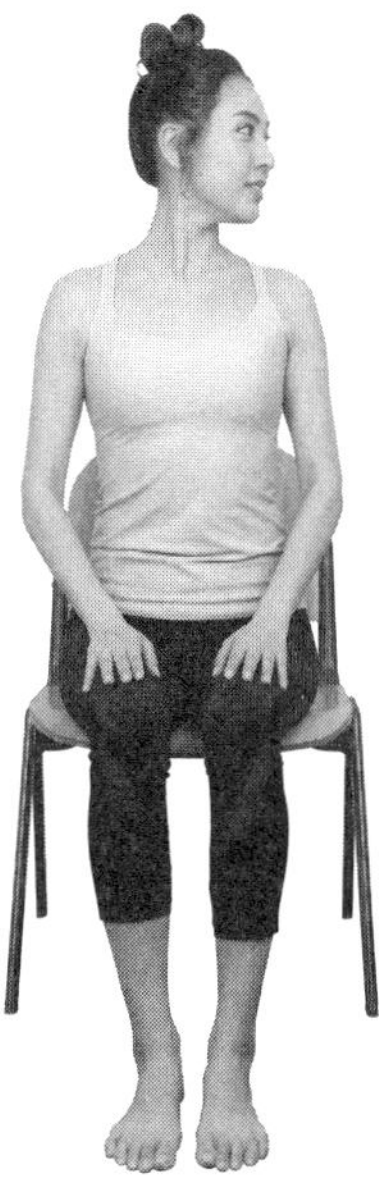

3

左も「2」と同様に行ない、あわせて左右の違いをチェックする。

エクササイズが終わったら…

エクササイズ前に比べて、首の動きがどうなったか、痛みの有無と程度に変化はあったか、左右の違いはどうなったかを確認しよう。

首のエクササイズで痛みを和らげる

重い頭を支える首は、筋肉がハリやすい場所です。関節をほぐして、筋肉の緊張を和らげていきましょう。強く動かすと頭のフラつきが起こりやすいので、動きを優しく、回数を少なく行なうのがコツです。

エクササイズ その1

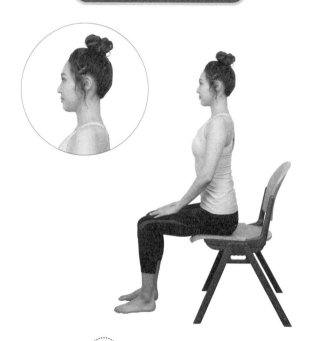

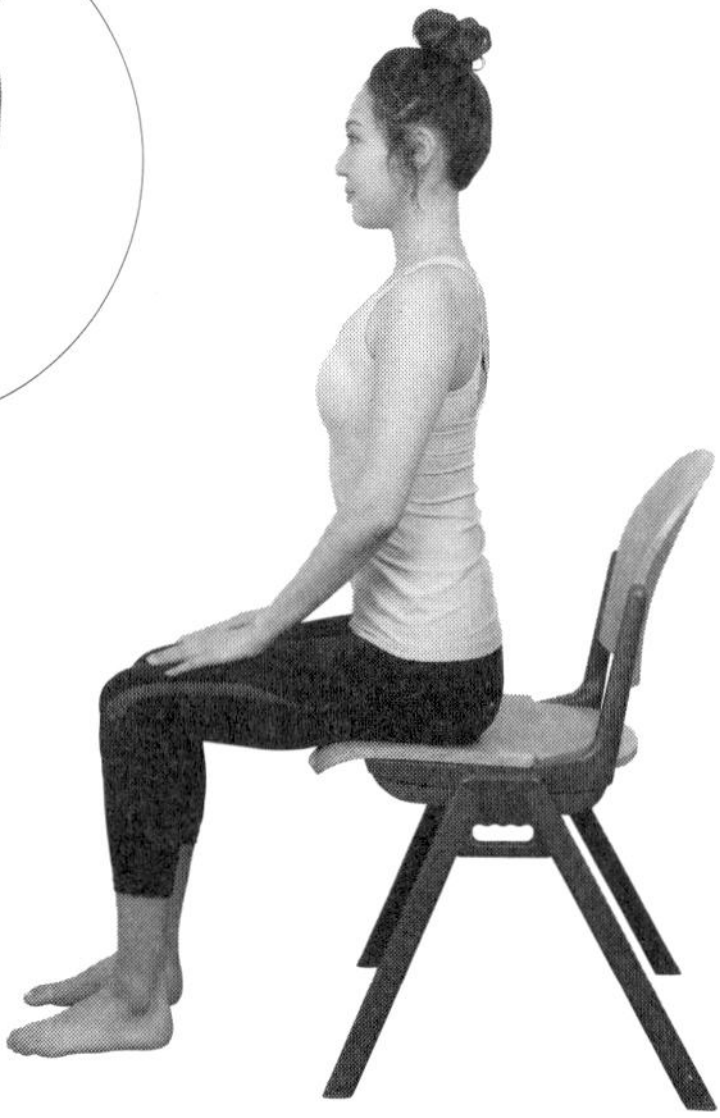

1

イスに背筋を伸ばして座り、両手は太ももに置く。

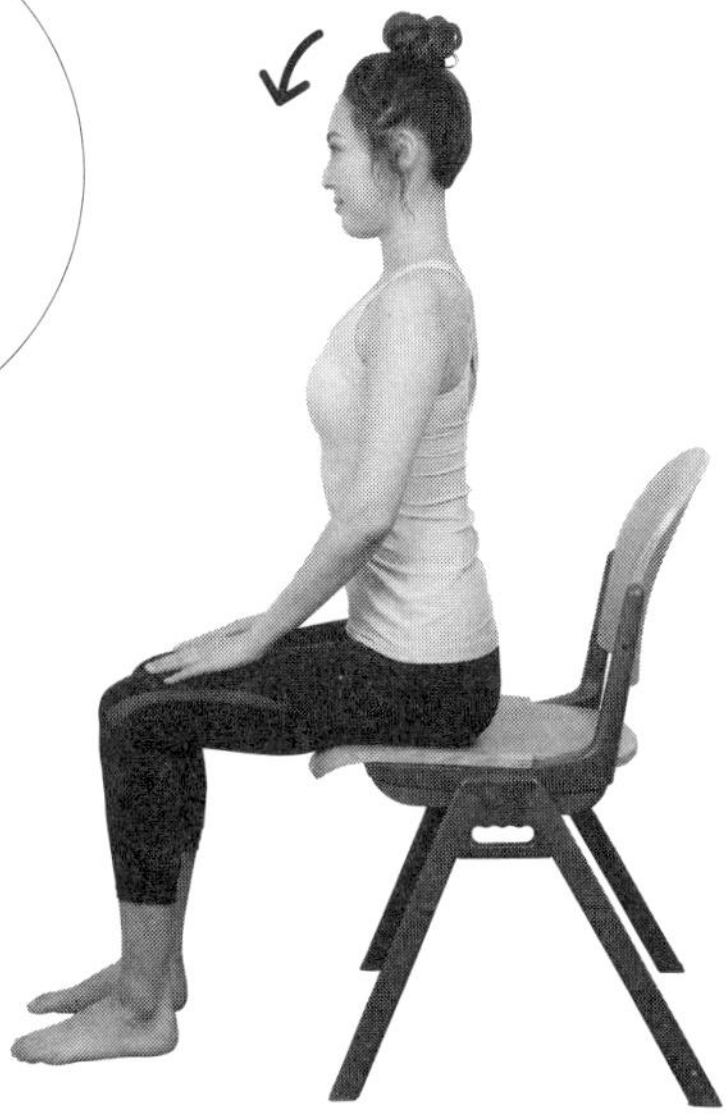

2

うなずくように軽くあごを引き、元に戻す。

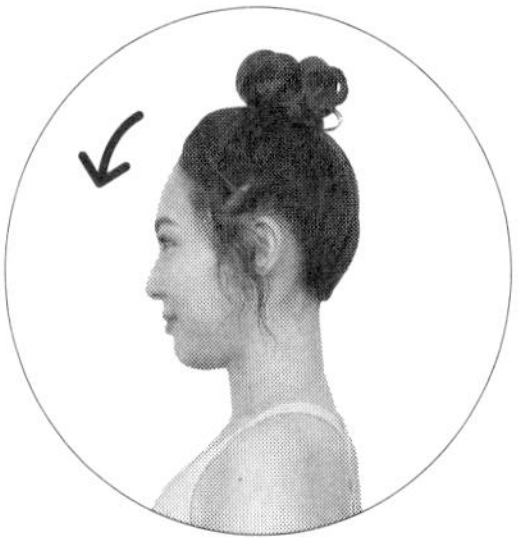

3

「1」～「2」を、もう1回繰り返す。

エクササイズ その2

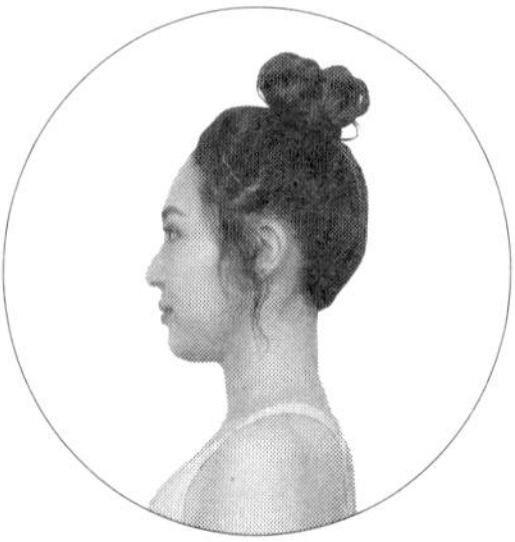

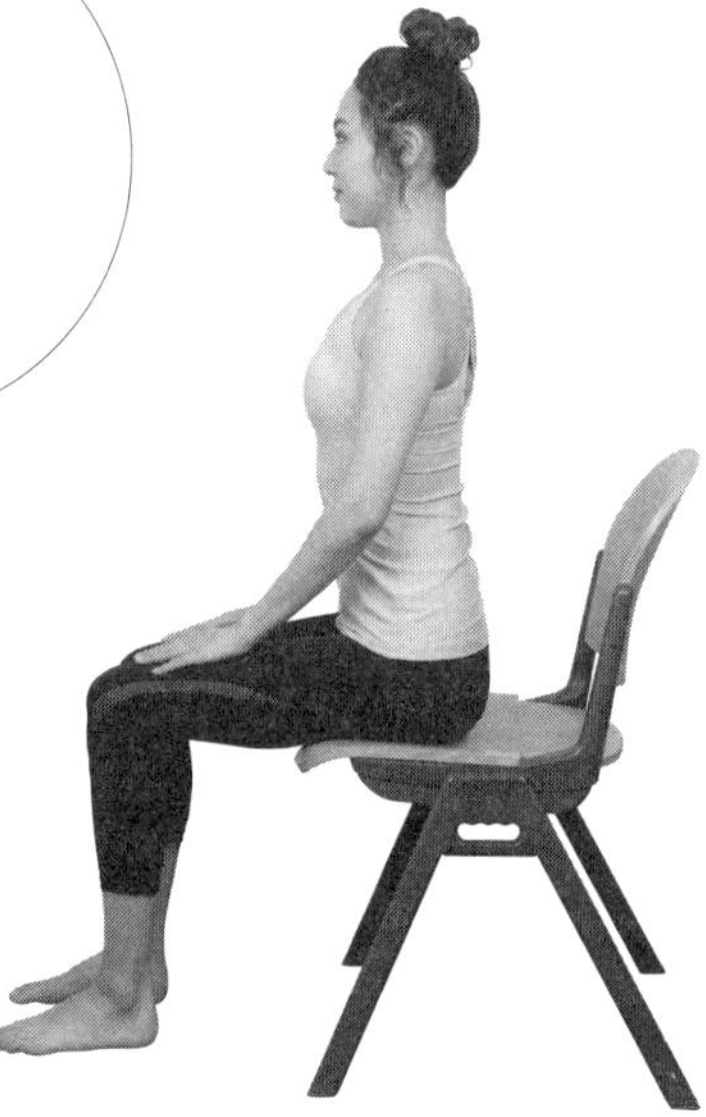

1

イスに腰かけて背筋を伸ばし、両手は太ももに置く。

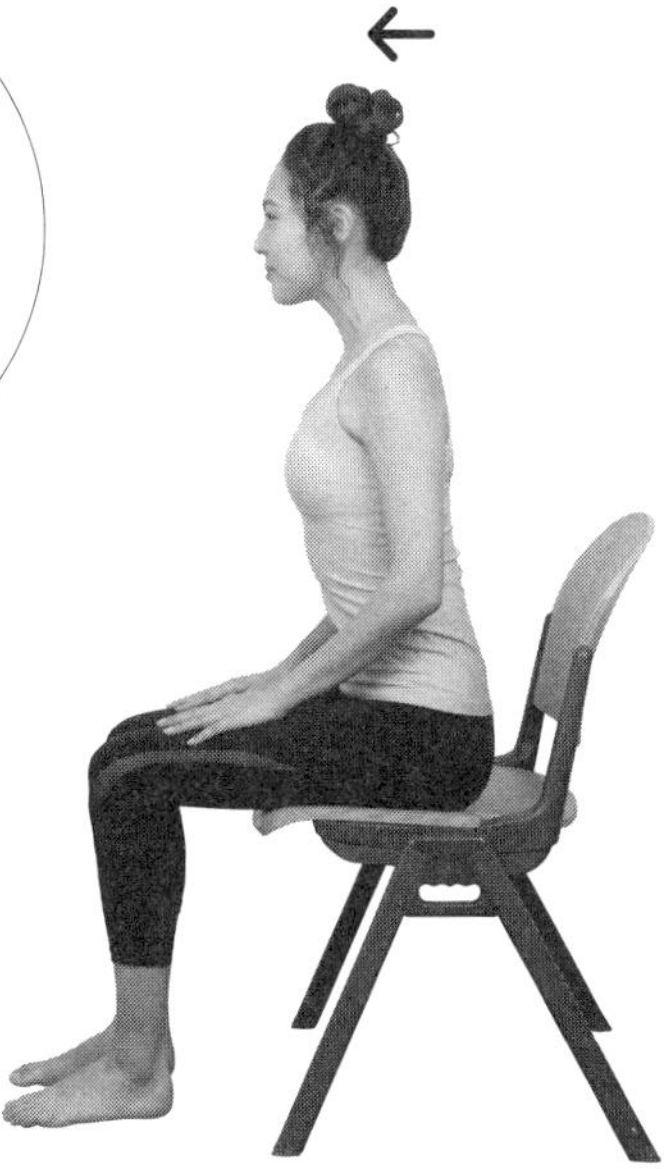

2

あごをゆっくりと前に突き出し、ゆっくりと元に戻す。

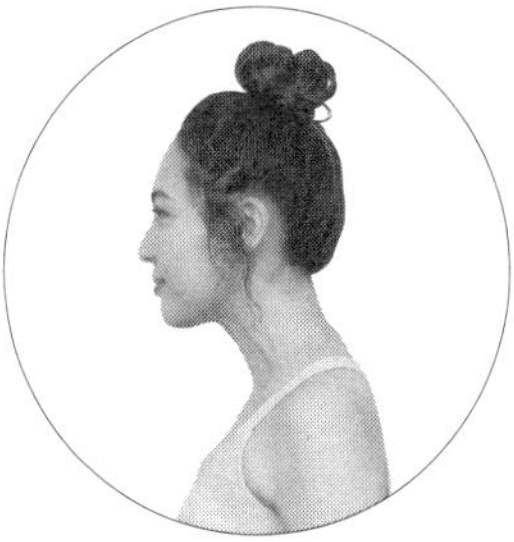

3

「1」〜「2」を、もう1回繰り返す。

エクササイズ その3

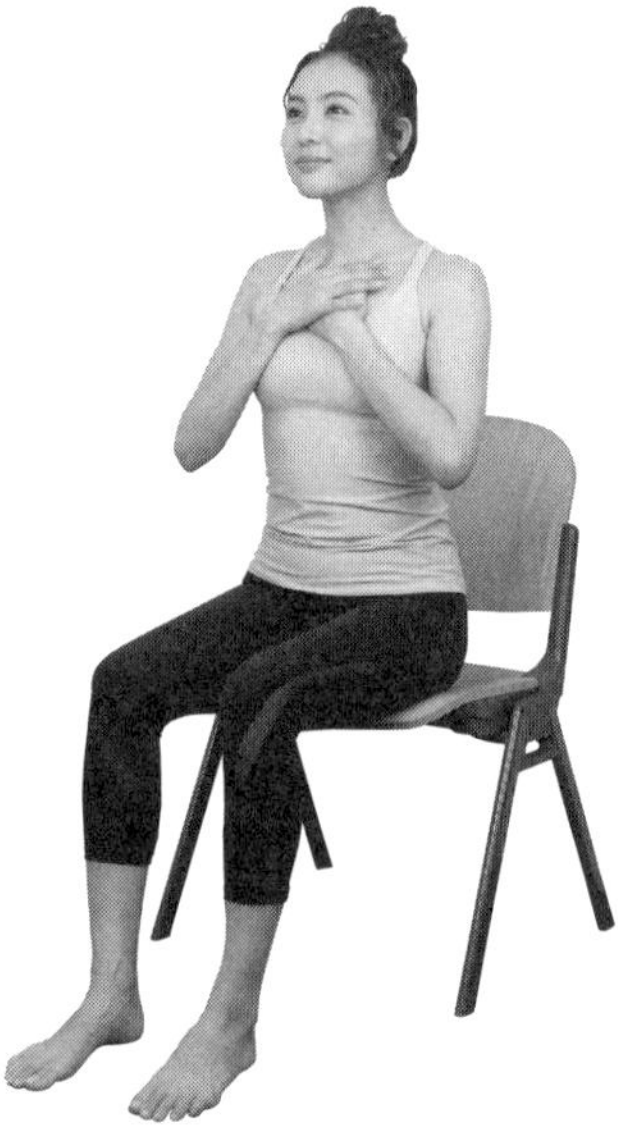

1

イスに腰かけて背筋を伸ばし、両手は胸に重ねて置く。

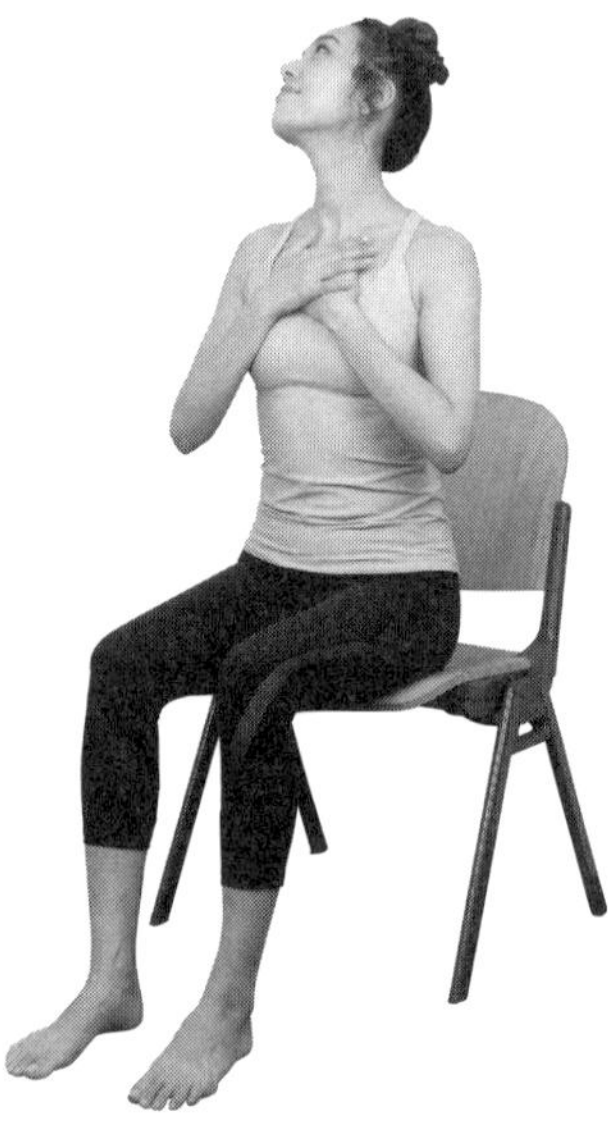

2

ゆっくりと右上を見上げるつもりで首を伸ばす。

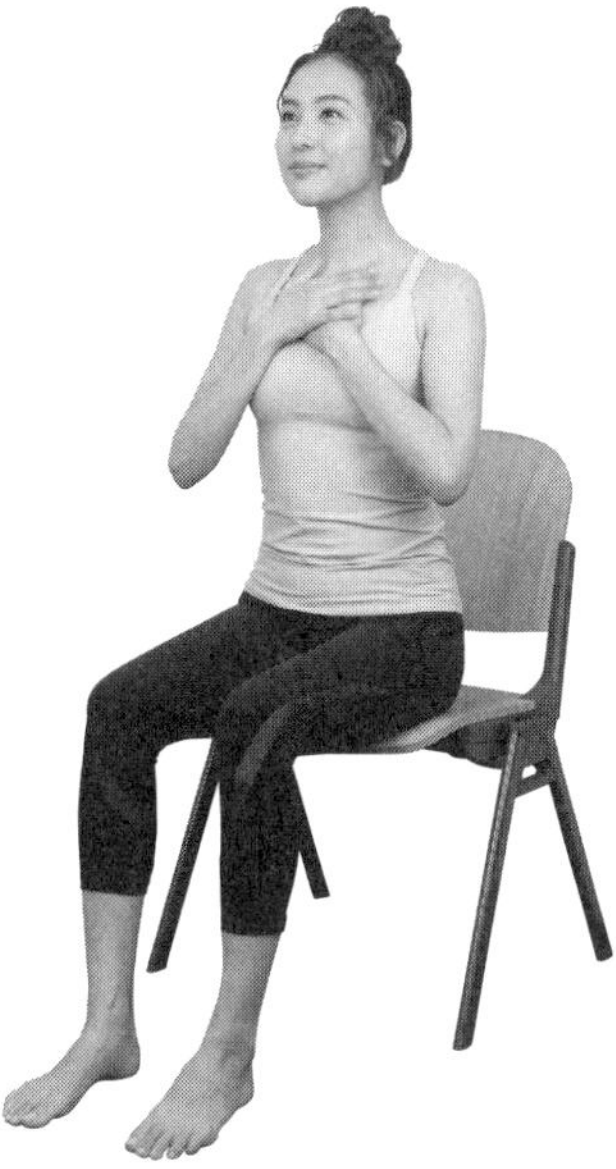

3

ゆっくりと正面に戻る。

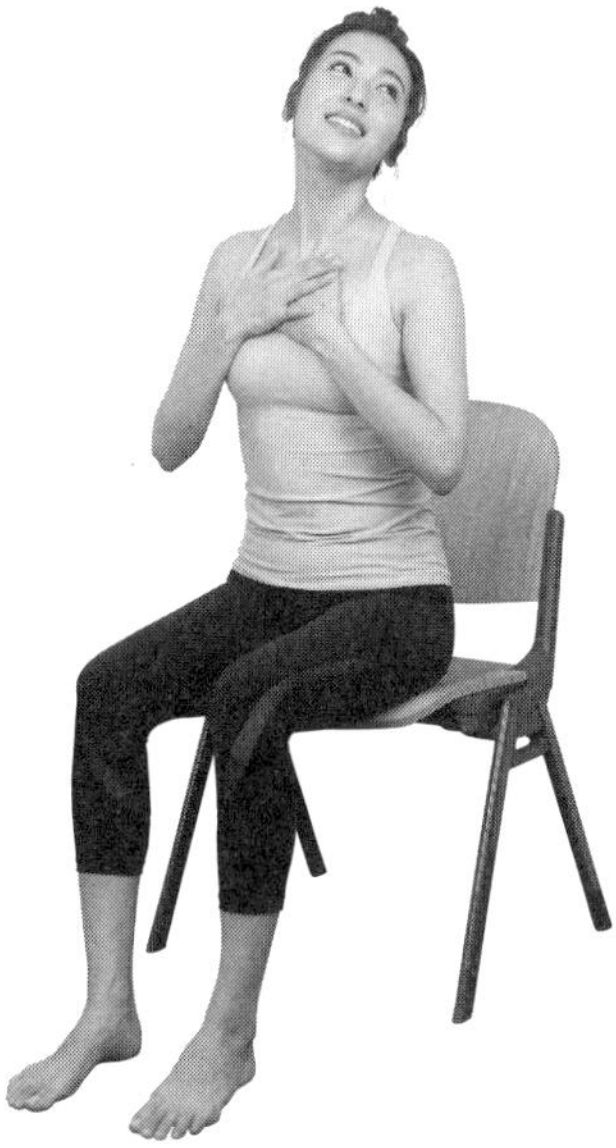

4

ゆっくりと左上を見上げるつもりで
首を伸ばす。

5 「1」〜「4」を、もう1回繰り返す。

股関節の様子をチェックする

チェック その1

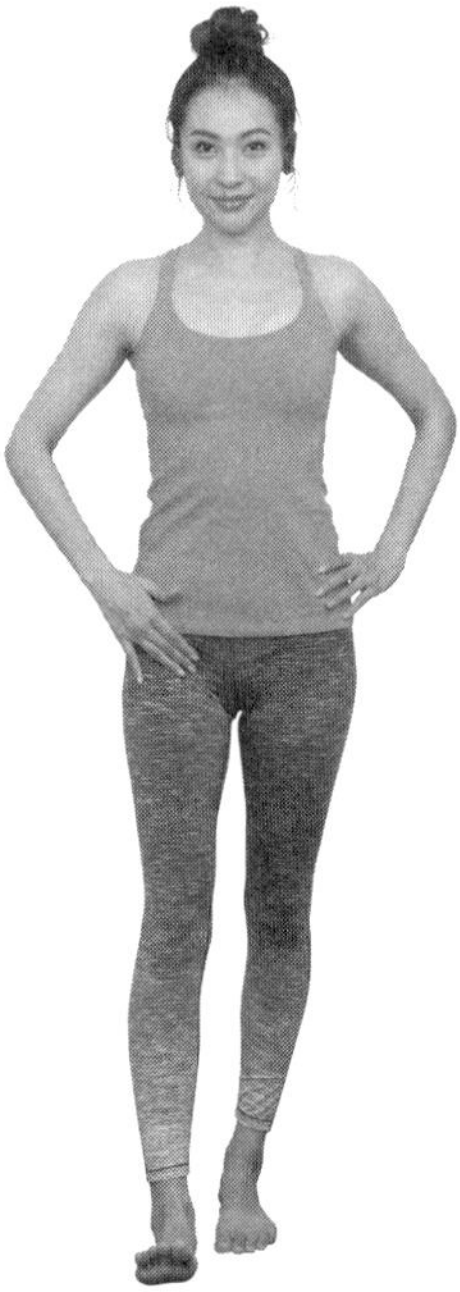

1

背筋を伸ばして直立し、右手を右足のつけ根に当て、右足を1歩前に出す。

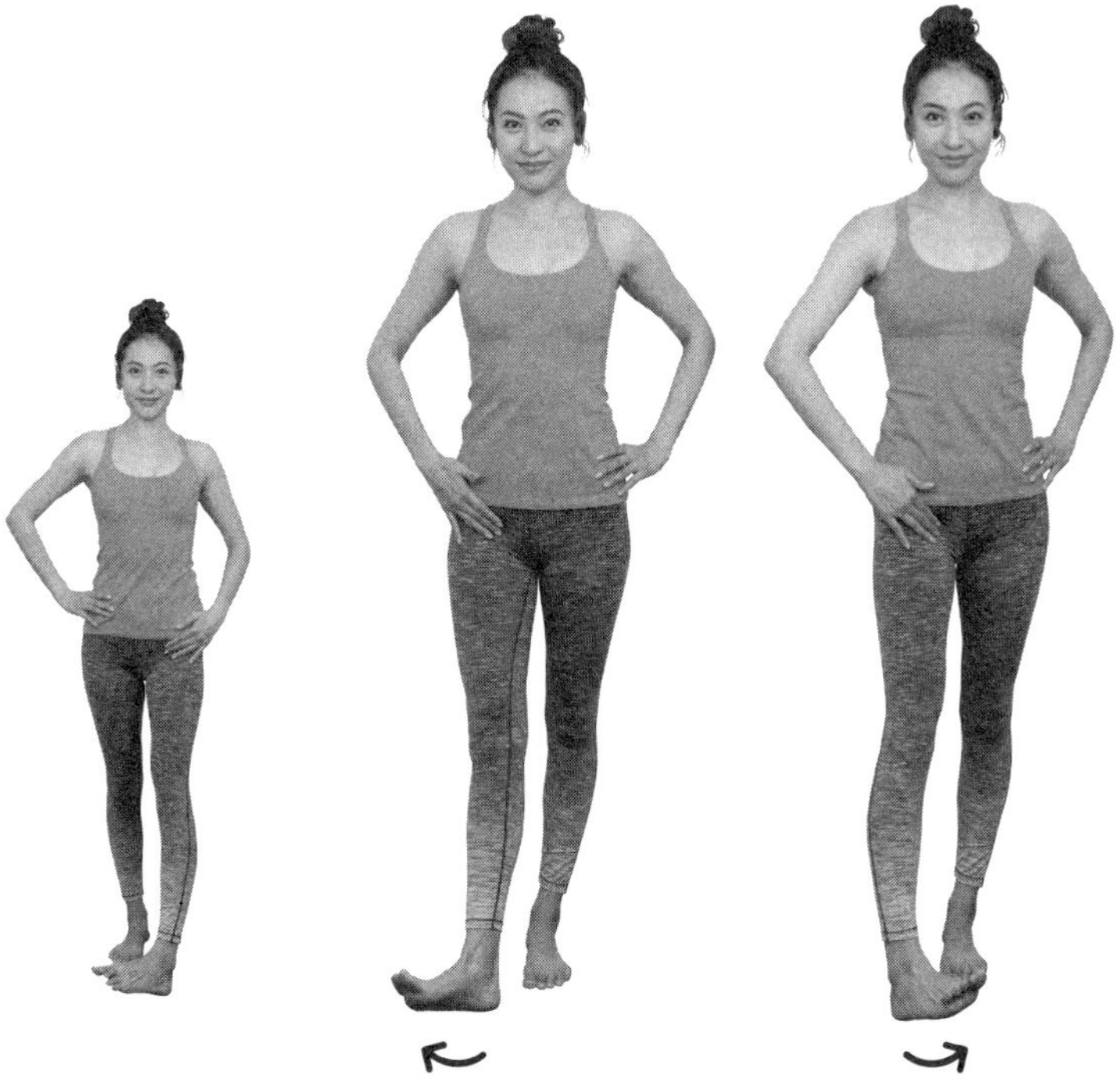

3

左足で「2」と同様のことを行ない、あわせて左右の差をチェックする。

2

かかとをつけたまま、足先を（自動車のフロントガラスをふく）ワイパーのように動かして、左右にきちんと動くか、痛みはないかどうかをチェックする。

エクササイズが終わったら…

左右への動きがスムーズになったか、動きの幅が大きくなったか、痛みの有無と程度の違い、左右の差がなくなったかどうかを確認する。

チェック その2

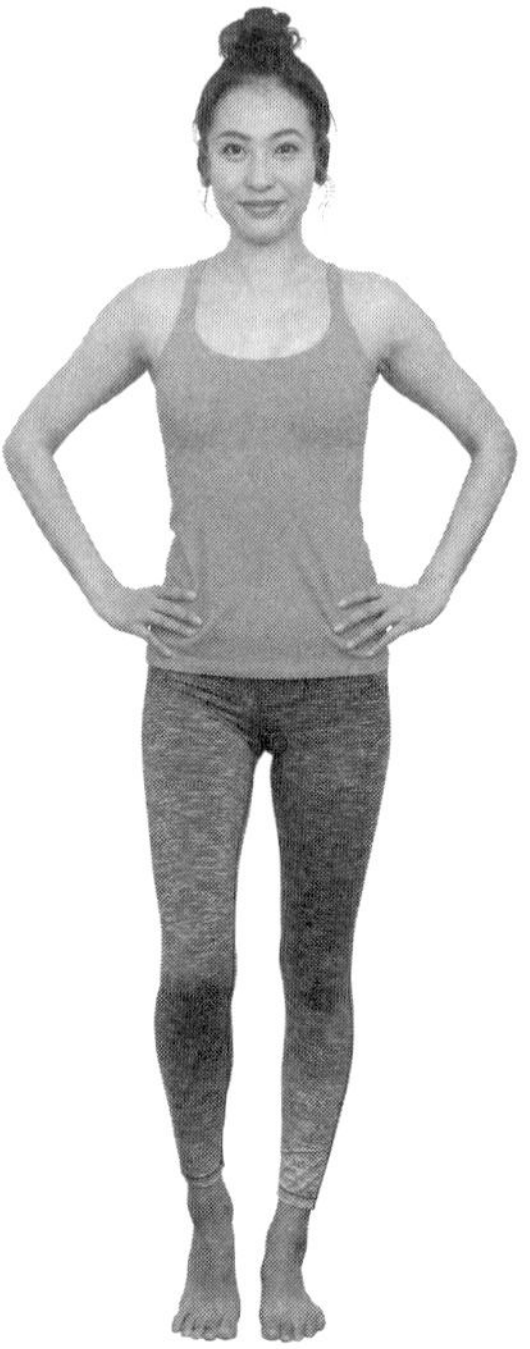

1

背筋を伸ばして立ち、両手は腰に当てる。右足のつま先をついてかかとを上げ、ひざを曲げる。

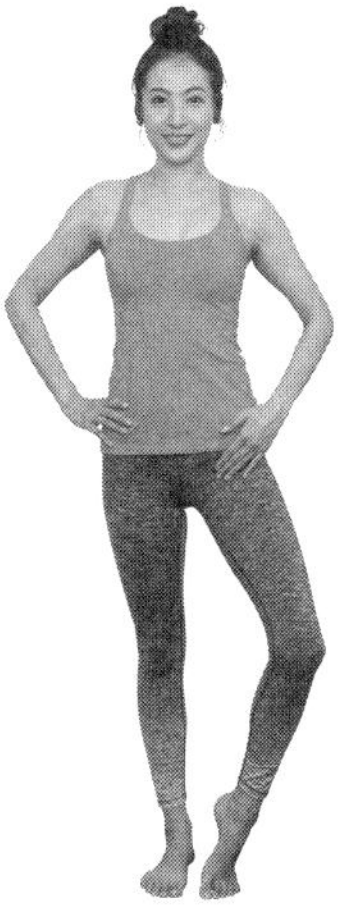

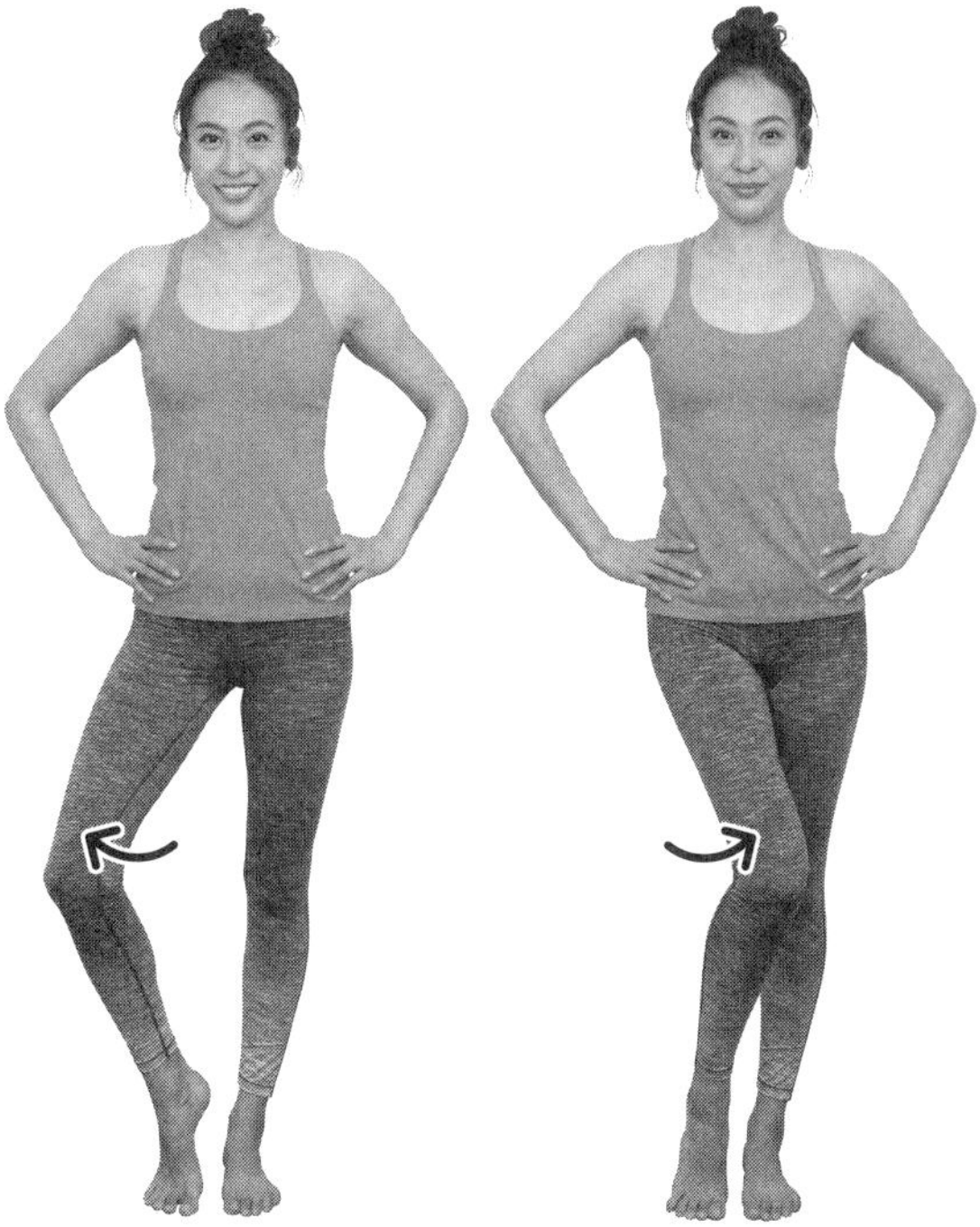

3

左でも「2」と同様のことを行ない、あわせて左右の差をチェックする。

2

右ひざを内側～外側、外側～内側へと回転させて、動きがスムーズか、痛みはないか、内回しと外回しで差がないかをチェックする。

エクササイズが終わったら…

動きがスムーズになったか、内回し・外回しで差がなくなったか、左右の差がなくなったかどうかを確認する。

股関節の痛み

スポーツをしている人で、股関節の痛みに悩む人は少なくありません。ゆっくりと回すエクササイズをして、股関節を本来の通り道に戻していきましょう。

股関節のエクササイズで痛みを和らげる

エクササイズ

1

あおむけに寝て、両ひざを90°に曲げて立たせる。

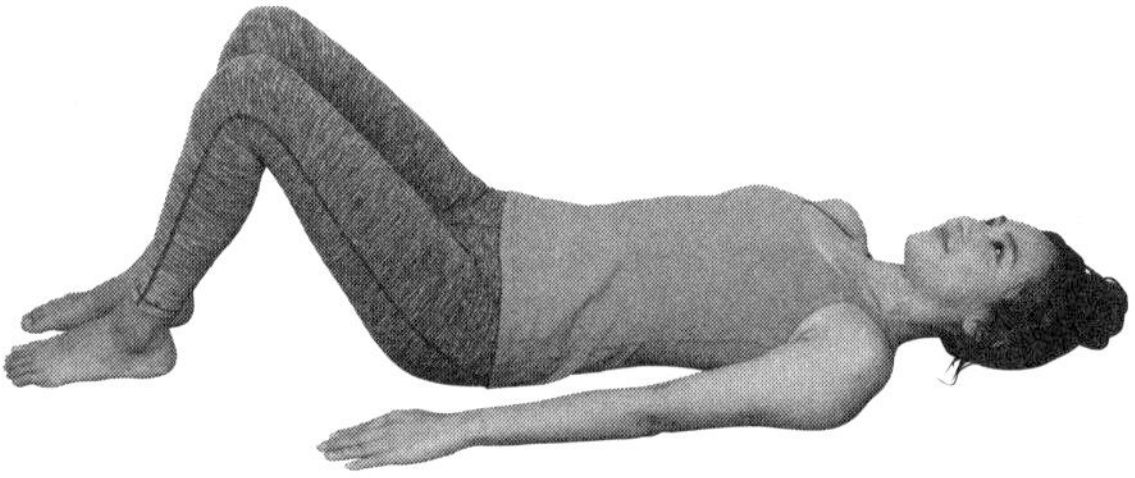

2

右ひざを90°の角度に曲げたまま、股関節を回転させるつもりでひざを頭のほうに近づけていく。

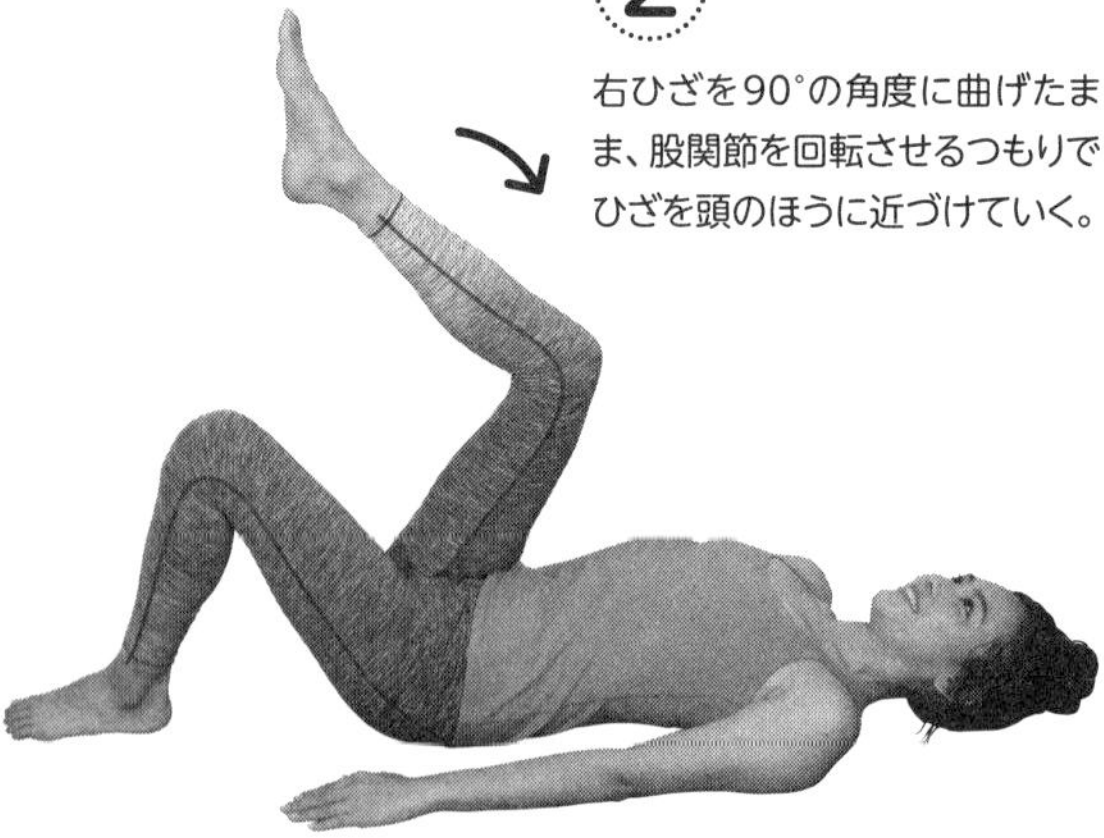

3

ゆっくりと元の状態に
戻る。

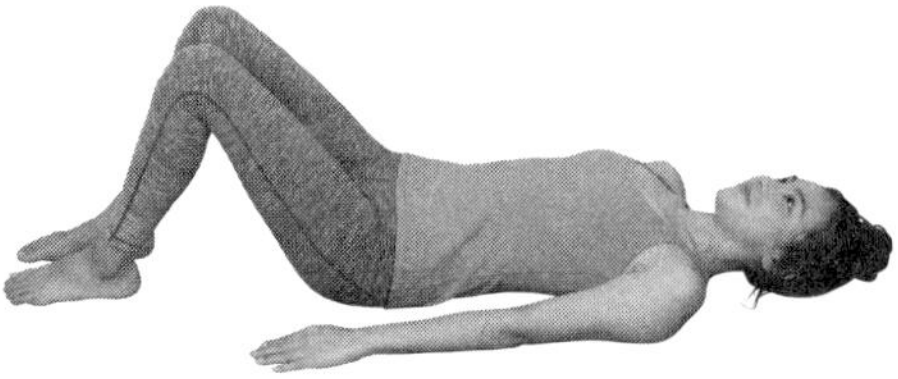

4

左側も「2」「3」と同様
に行なう。

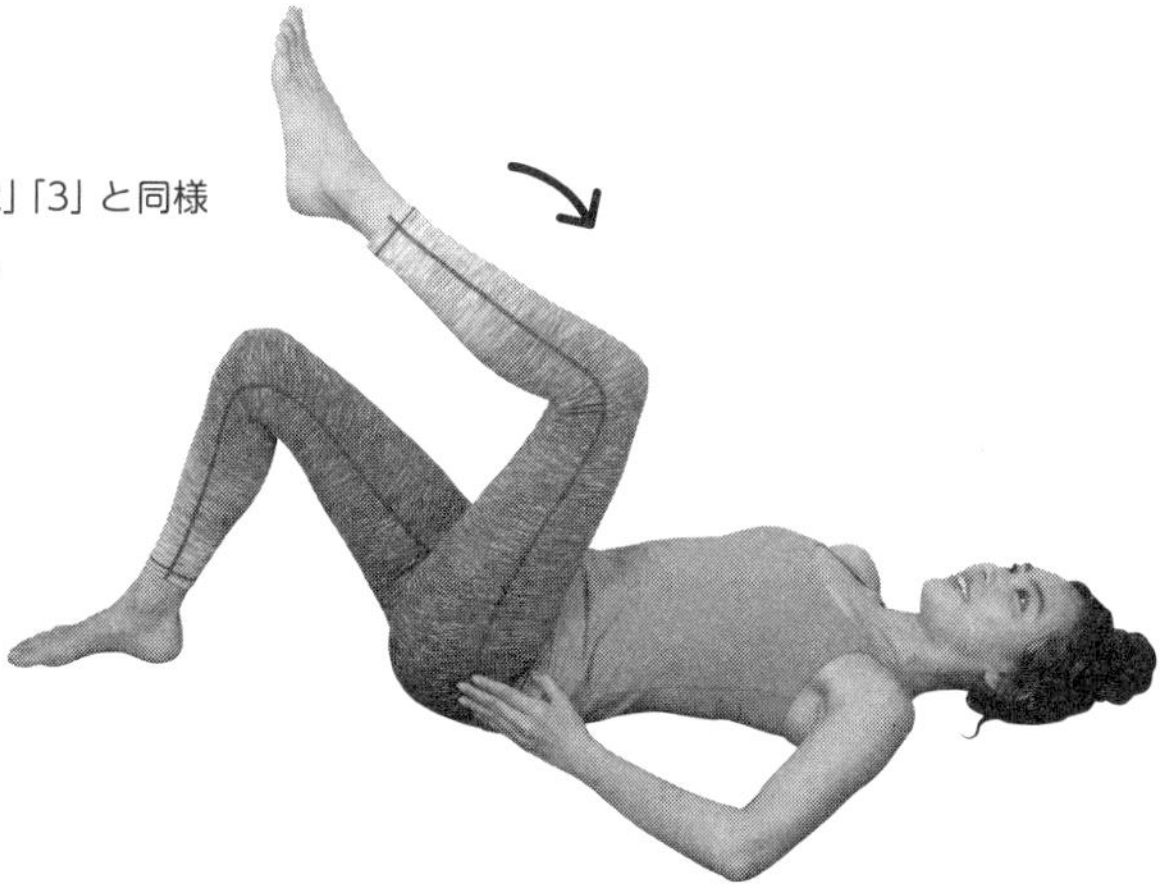

5

ゆっくりと元の状態に
戻り、「2」～「5」をさら
に2回繰り返す。

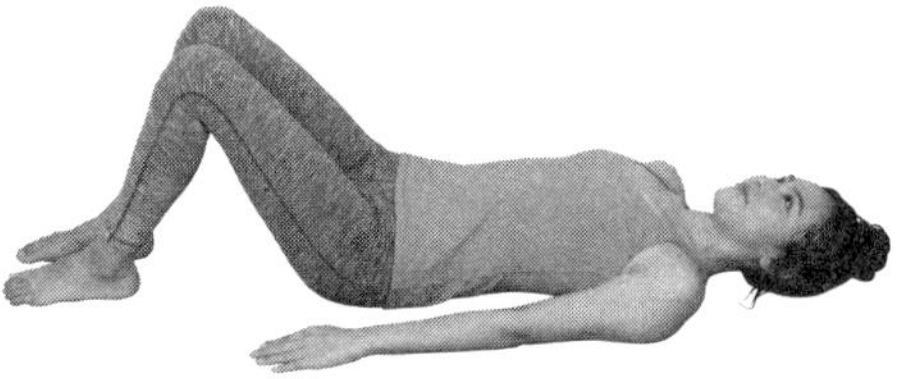

足首の様子をチェックする

チェック

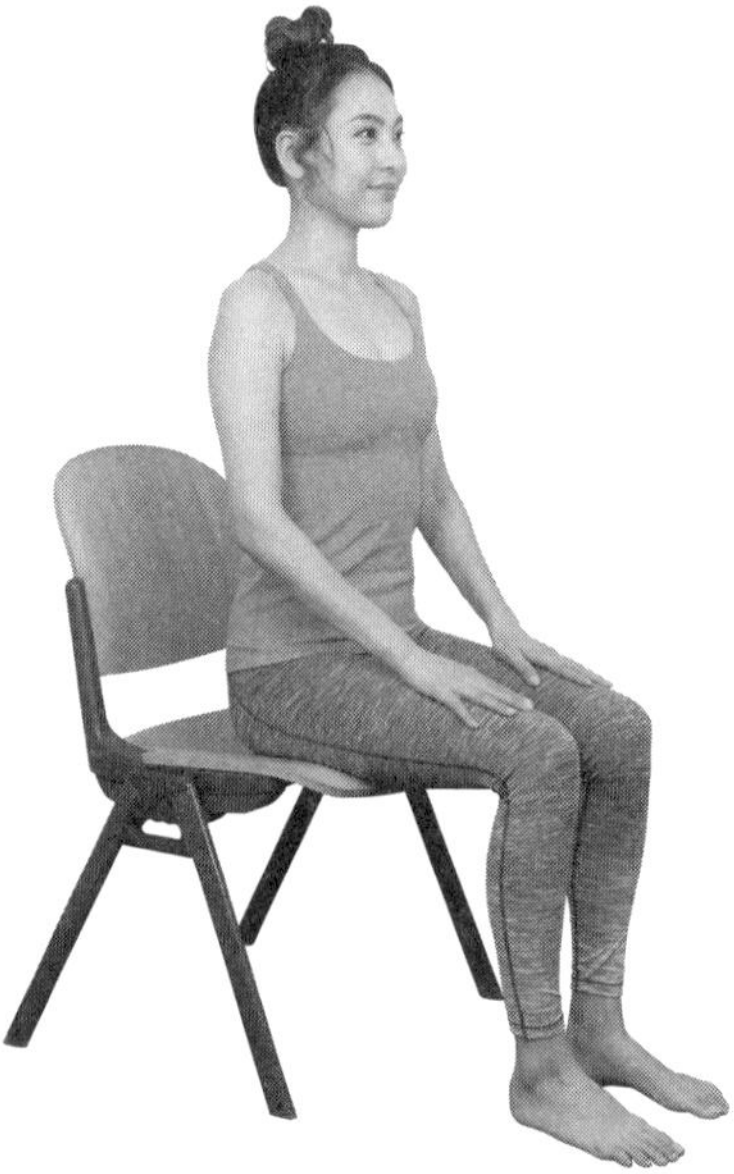

1

イスに座る。

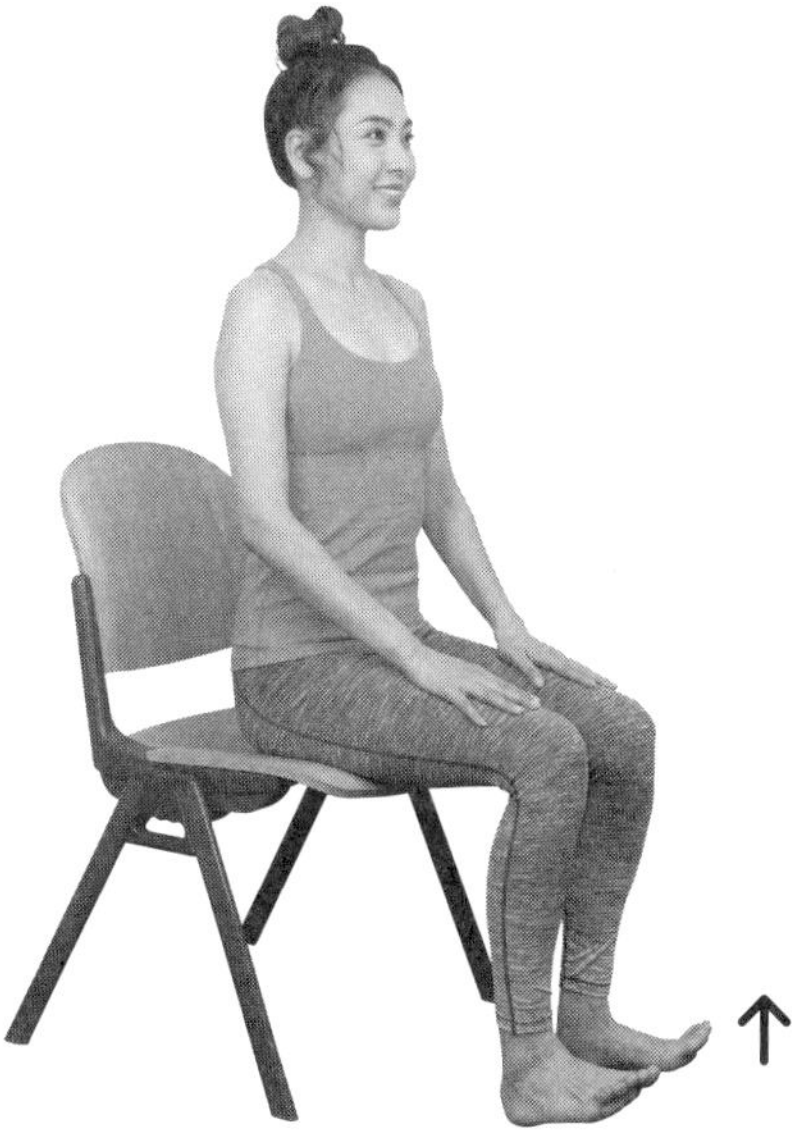

2

床にかかとをつけたまま両足のつま先を上げ、どれくらい上がるか、痛みがあるかどうか、左右の差をチェックする。

エクササイズが終わったら…

つま先が上がるようになったか、痛みの有無と程度に違いはあるか、左右の差はどうなったかを確認する。

足首の痛み

足首のエクササイズで痛みを和らげる

くじいたり捻挫したりしやすい足首は、常に柔らかく動かしやすい状態に保っておきたい場所。エクササイズで優しくほぐしていきましょう。

エクササイズ その1

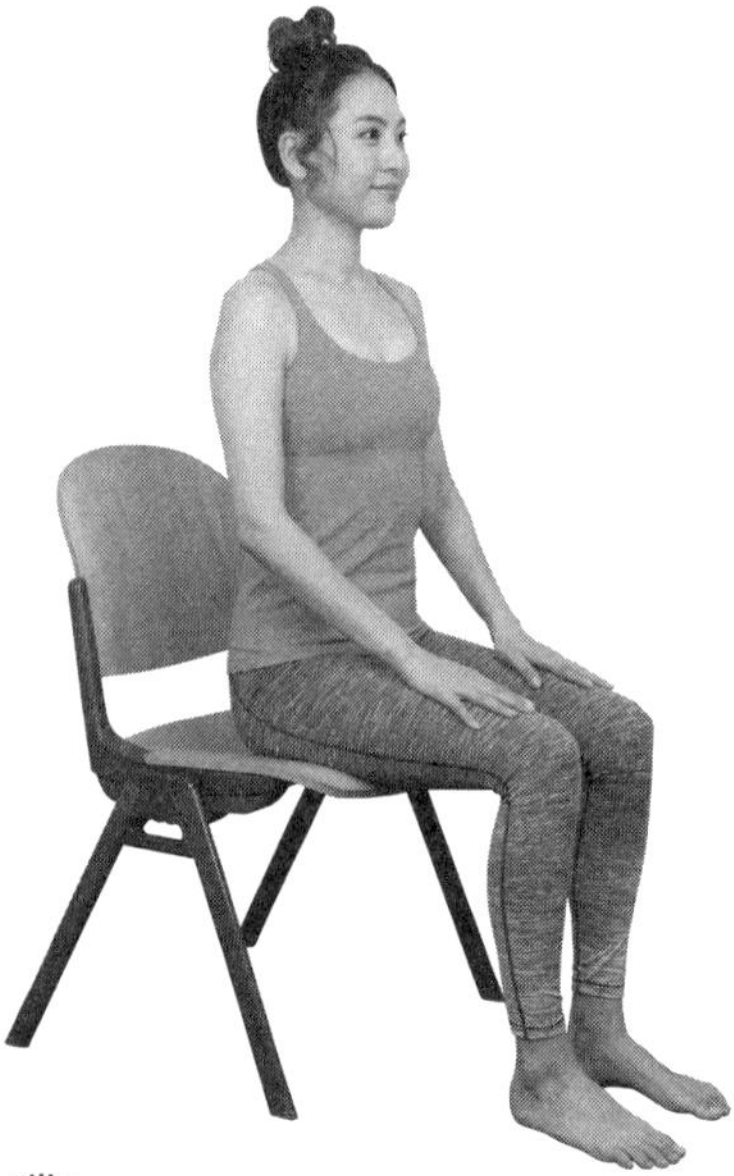

1

イスに浅く腰かける。

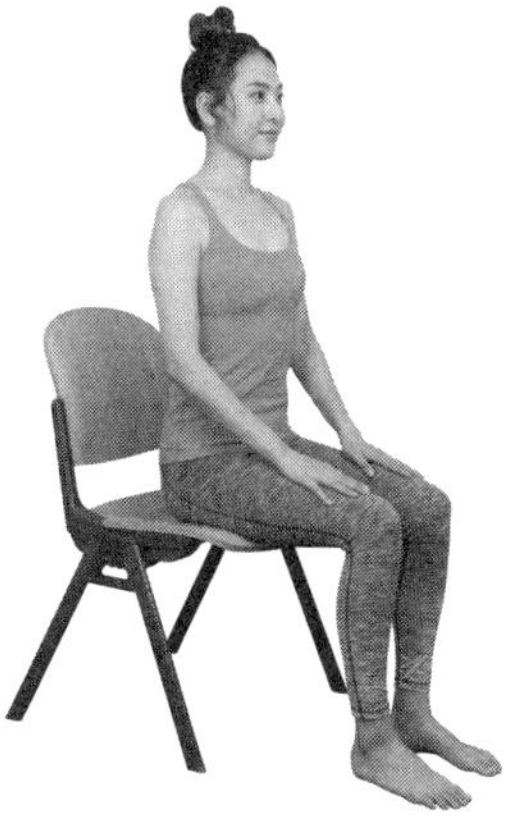

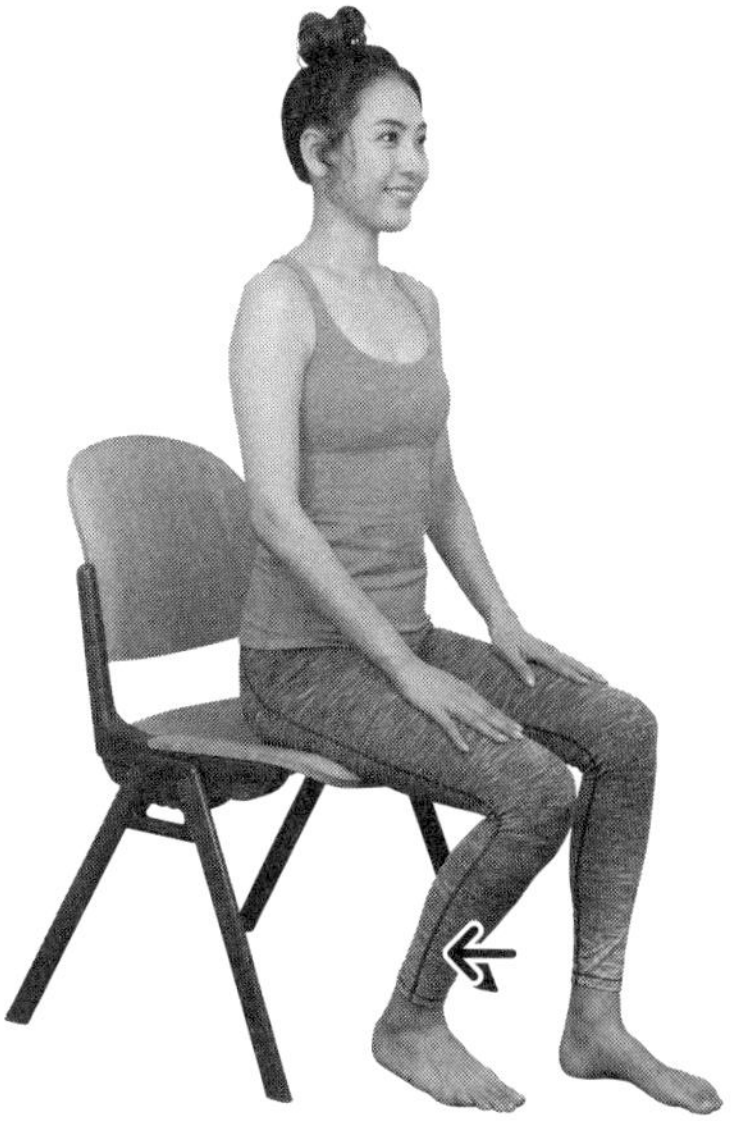

3

ゆっくりと元の状態に戻す。

2

右足の足裏を床につけたまま、できるだけ後ろに引く。

4

左足も「2」「3」と同様に行なって、ゆっくりと元の状態に戻す。「2」～「4」をさらに2回繰り返す。このエクササイズで、足首の後ろ側がよく伸び縮みする。

エクササイズ その2

1

マットなどにあおむけに寝て、両ひざを立てる。

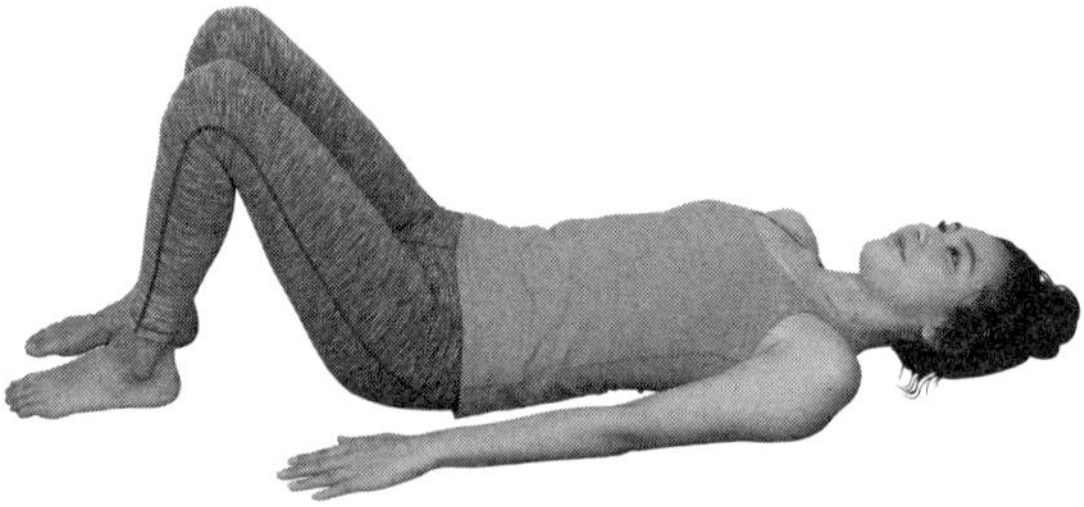

2

両足のかかとをつけたまま、つま先をできるだけ上に上げる。

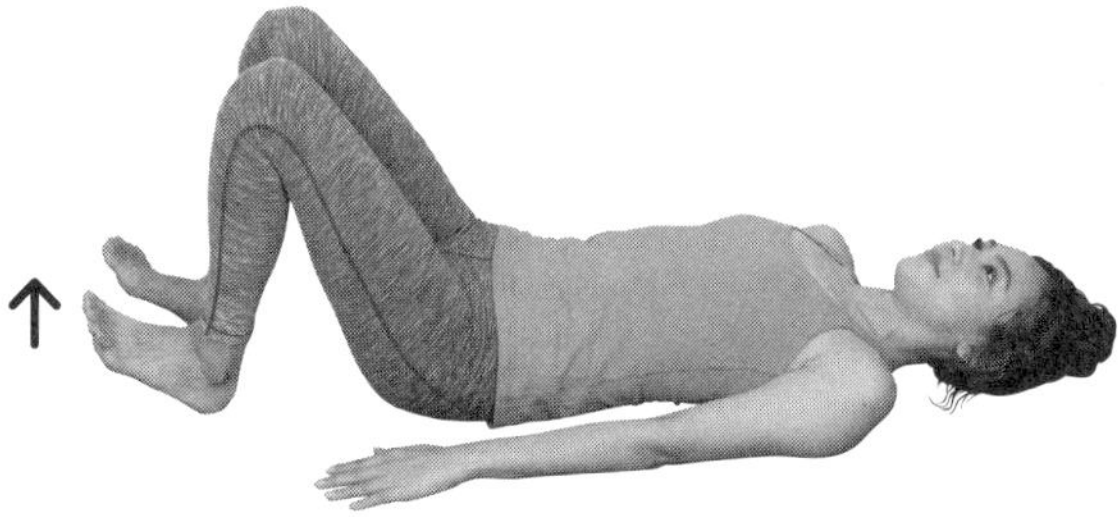

3

ゆっくりと元の状態に戻す。以下、「1」「2」をさらに2回繰り返す。このエクササイズで、足首の前側の柔軟性が取り戻せる。

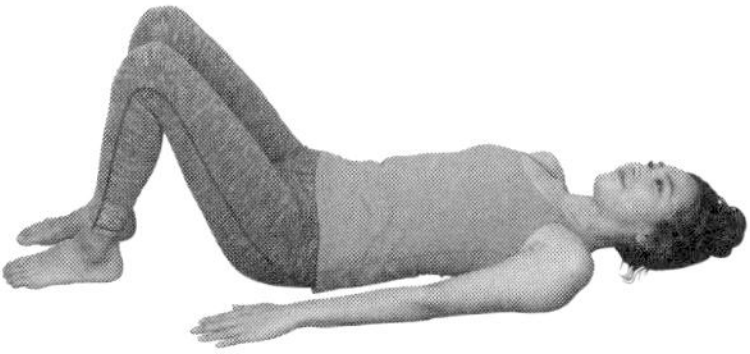

背中のエクササイズで痛みを和らげる

首から肩、さらには背中にかけてのこりが気になる場合に行ないましょう。腰は回さず、ウエストから上だけをひねるのがコツです。

エクササイズ

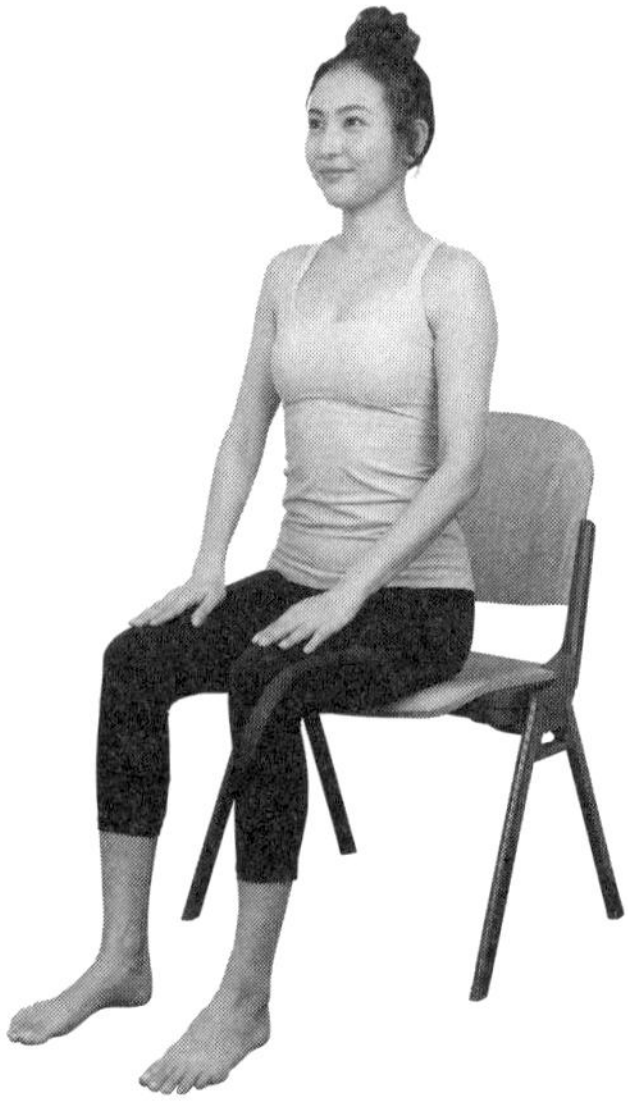

1

イスに座って背筋を伸ばす。

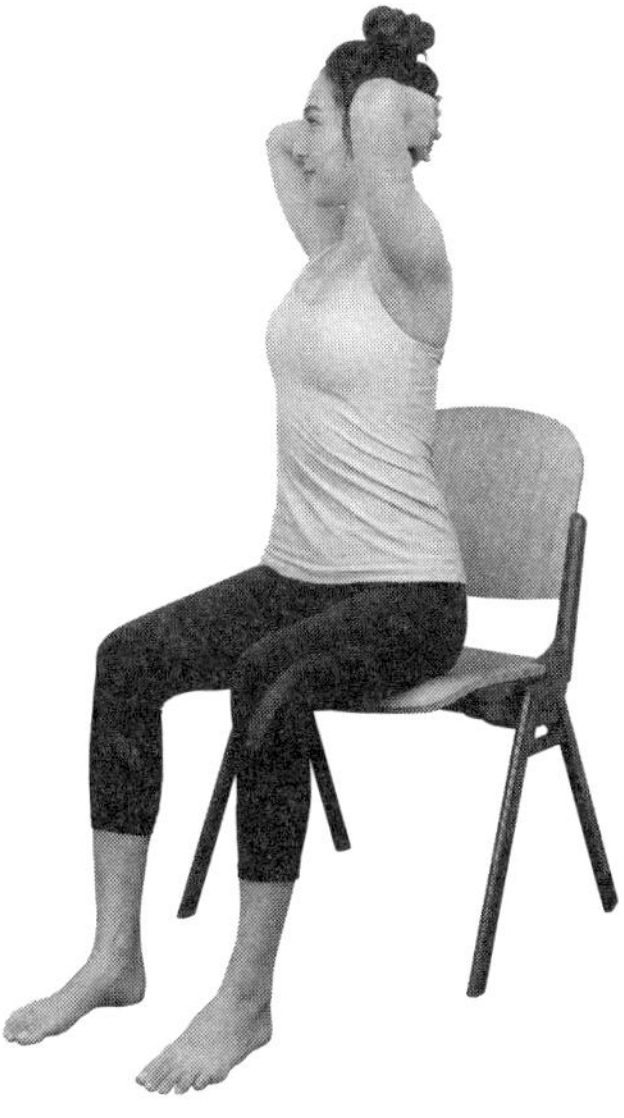

2

両手を頭の後ろに当てる。背骨を回転させるつもりで、上半身を右側に回転させる。

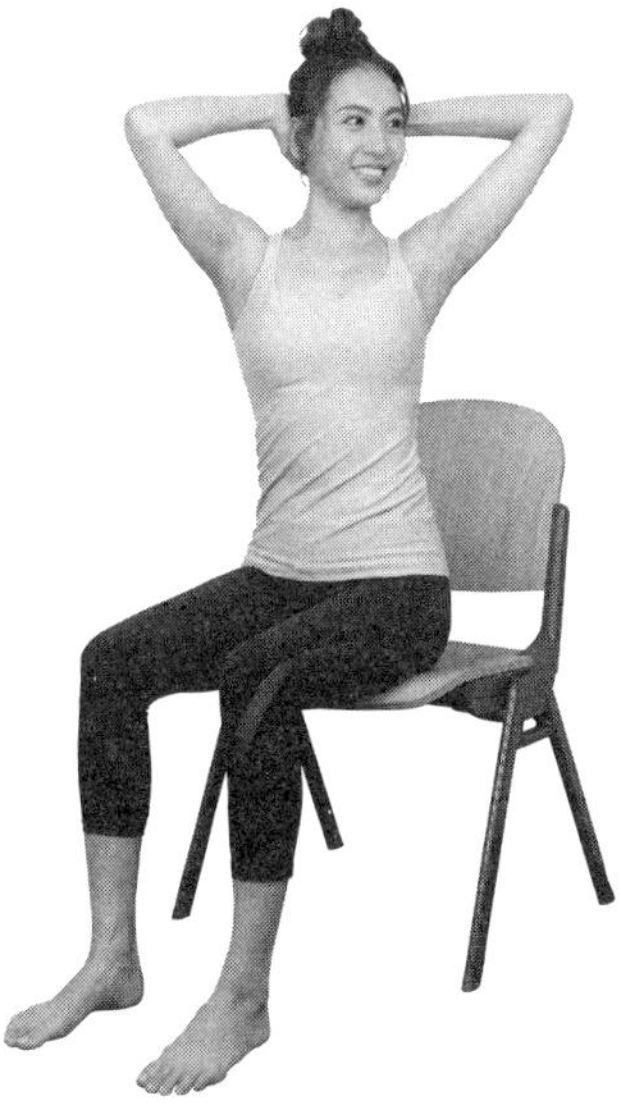

3

左側も「2」と同様に回転させる。

4 「2」「3」を、あと2回行なう。

目・耳のエクササイズで痛みを和らげる

疲れ目や耳鳴りがするときに効果的なエクササイズです。
目や耳と同じ高さにある第2、第3頸椎をリセットします。

エクササイズ

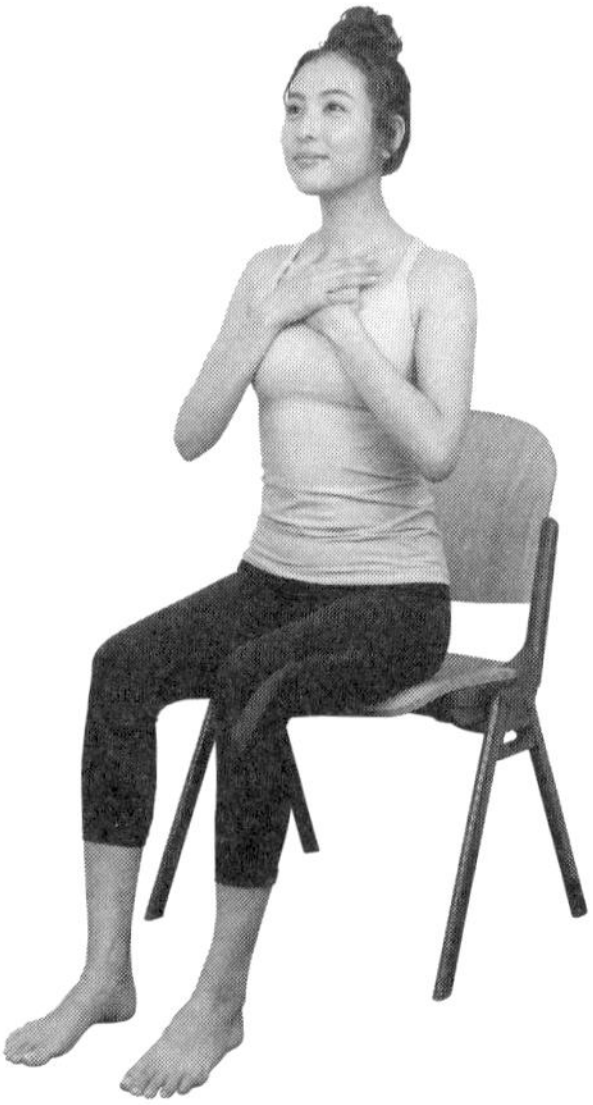

1

イスに腰かけて背筋を伸ばし、両手は胸に重ねて置く。

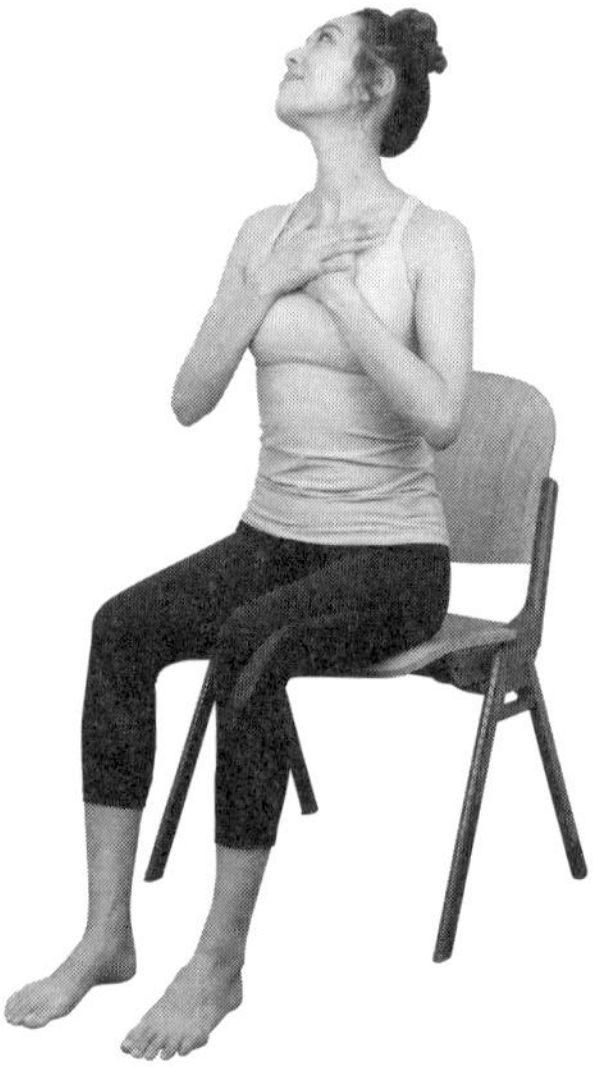

2

ゆっくりと右上を見上げるつもりで首を伸ばす。

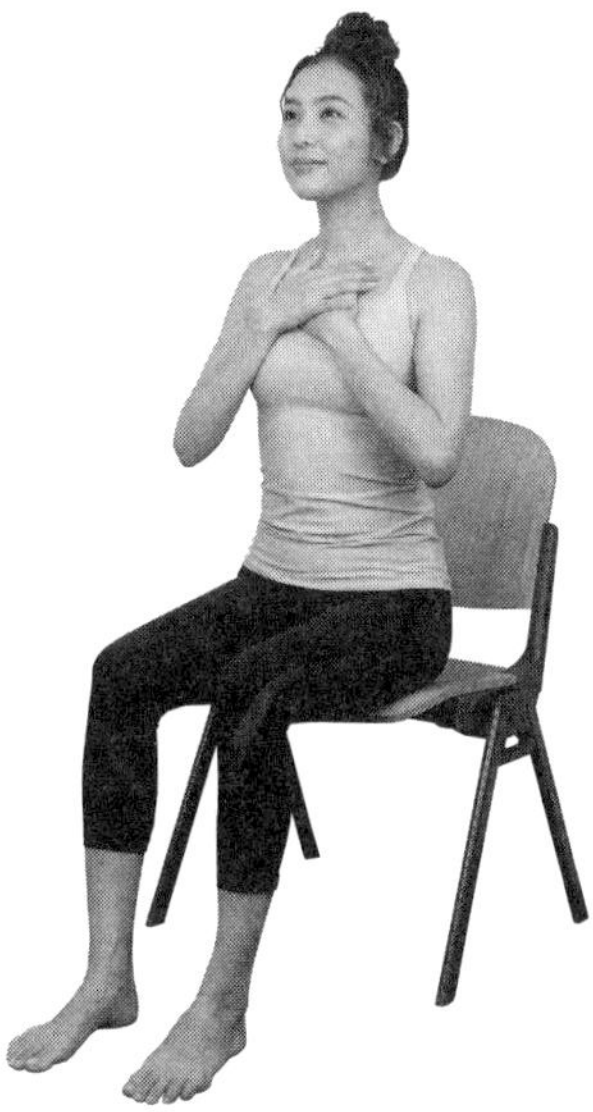

3

ゆっくりと正面に戻る。

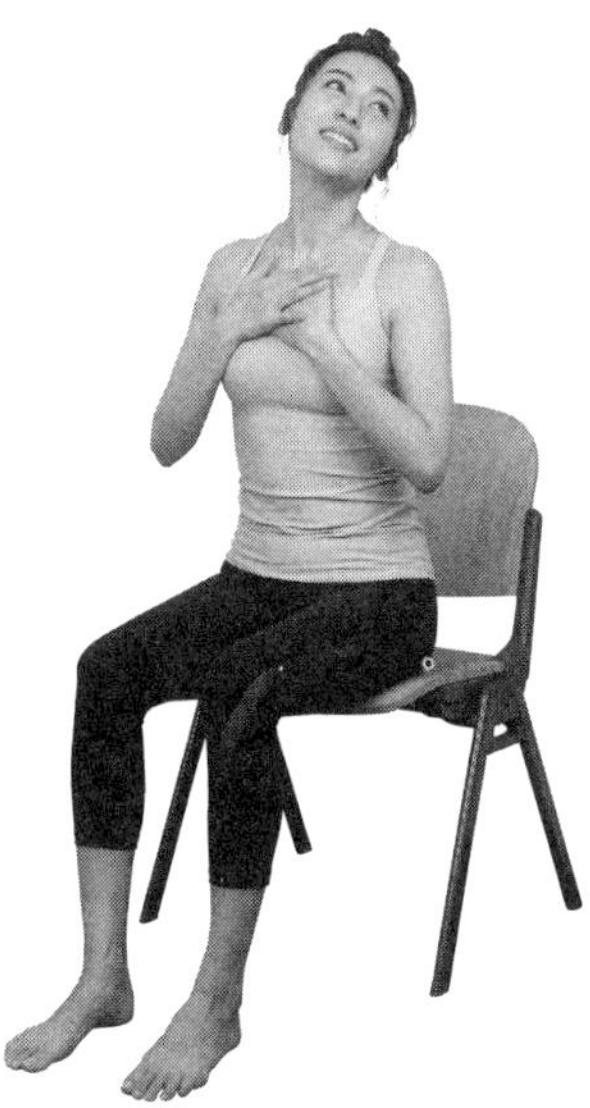

4

ゆっくりと左上を見上げるつもりで
首を伸ばす。

5　「1」〜「4」を、もう1回繰り返す。

頭痛

エクササイズで痛みを和らげる

頭痛が起きているときに行なってほしいエクササイズです。頭蓋骨と第1頸椎の動きをリセットします。同時に肩のエクササイズを組み合わせると効果的です。

エクササイズ

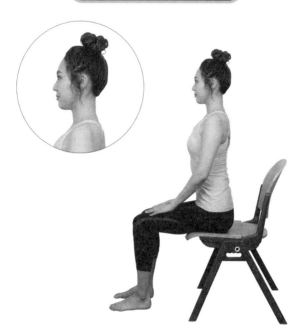

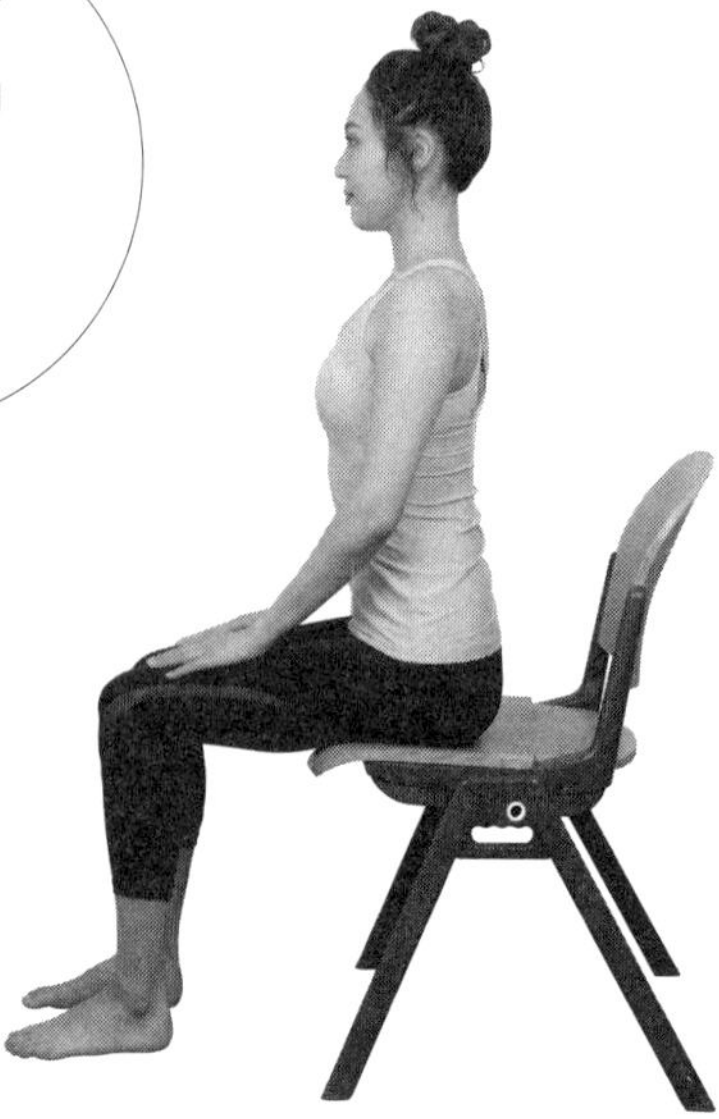

1

イスに背筋を伸ばして座り、両手は太ももに置く。

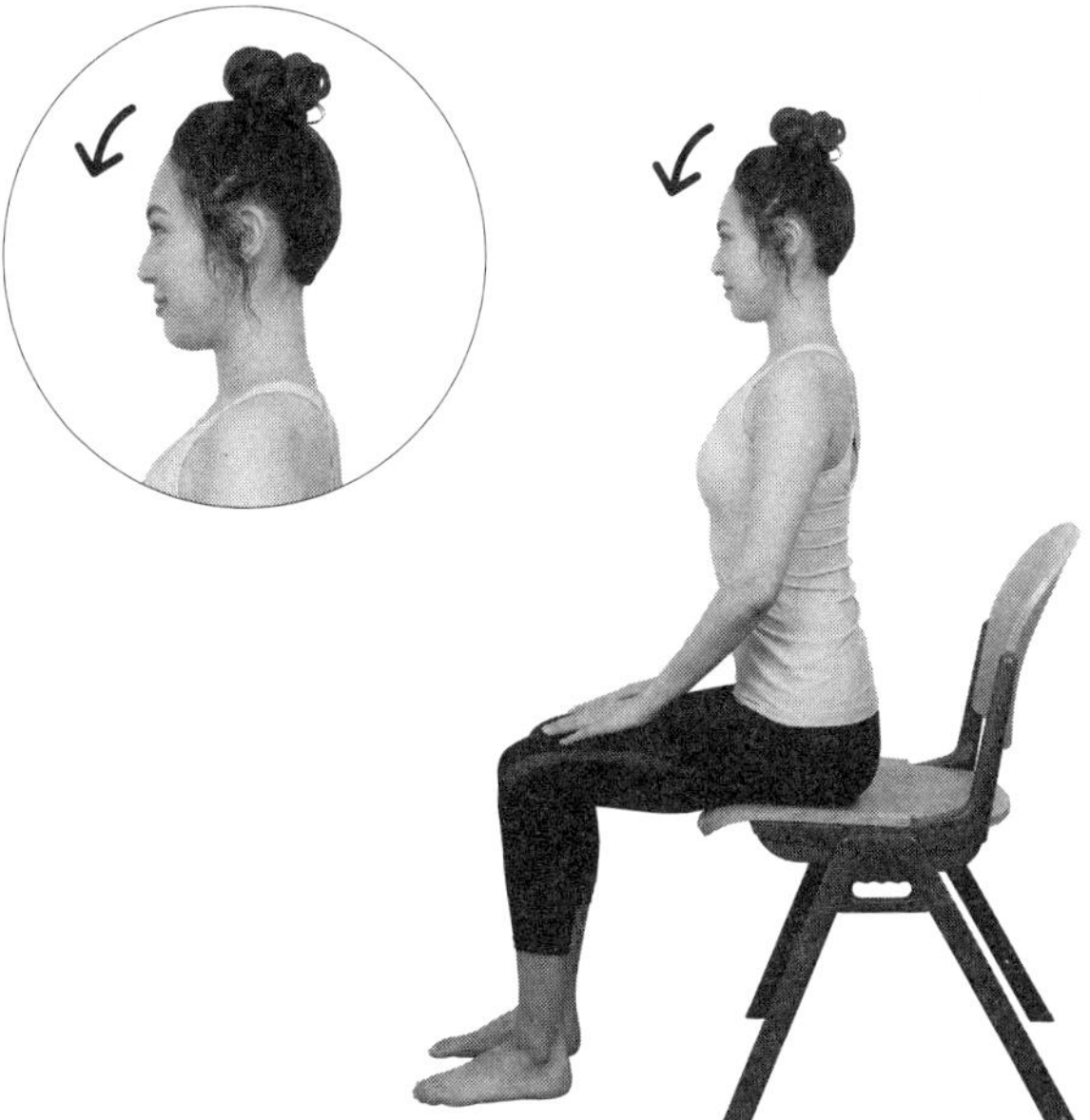

2

うなずくように軽くあごを引き、元に戻す。

3

「1」～「2」を、もう1回繰り返す。

おわりに

最後までお読みいただき、ありがとうございました。本書では「なぜ痛みはよくならないのか？」「どこへ行けば治してもらえるのか？」といった悩みを抱えている方の解決の糸口をお伝えしました。

痛みには、必ず何らかの原因があります。「原因は違うところにあったんだ！」「そんなに簡単なら、私でもできそう！」と気づいていただければ、とてもうれしく思います。さらに行動に移して結果を実感するために、エクササイズを１つ、２つでいいので始めてみてください。

私は１９８８年に理学療法士養成校時代の病院実習で、リウマチ患者の痛みを改善させる治療法を見せていただき、ご指導までしてくださるという願ってもない機会に恵まれました。あれは偶然？　それとも必然だったのか？と今でも思います。

初めて就職した大阪労災病院で最初に担当させていただいた患者さんの言葉は、今でも忘れません。「ひざの人工関節の手術をしたが、痛みが取れない。もう退院なんだが、先生どうしたらいい?」。

そのときの私はまだ技術・経験ともに未熟で、自分の無力さを痛感しました。

「まず痛みを解決しないと始まらない。その技術がないと、先々、患者治療に困るなあ」と思い研鑽《けんさん》を積みました。

今のような研修会やセミナーのない時代。当時は参考になる本といえば、ほとんどが洋書でした。けれど訪ねていけば教えてくださる偉大な先生がいて、新しい治療技術が開発されていく過程に立ち会うことができたのは幸運でした。

しかし、自分自身の技術が向上するにつれて、意外なことに苦しく感じることが増えていきました。

たとえば、こんなことがありました。変形性ひざ関節症で人工関節の手術目的で入院してきた患者さんに、術前の理学療法を施したところ治ってしまい、手術せずに退院していったときのことです。執刀するはずだった医師からさんざん怒られました。

手術を治療手段とする整形外科と、物理的な調整を手段(主に徒手《としゅ》という、素手で行なう手法）とする理学療法では、根本的に治療概念が違うのです。中でも整形外科では「変形するから痛みが起こる」というふうに考えますが、私はそうではなく「痛みが原因で変形が生じる」という考えを持っています。

この考え方の違いが自分の技術の向上とともにどんどんあらわになって、私自身を苦しめるようになってしまったのです。

転機が訪れたのは１９９９年のこと。患者さんに手術の診断が下される前に、どれだけ痛みを治せるかを検証したくて、国立大阪病院を退職しました。

それから、フリーの理学療法士となって整形外科や内科のクリニックで患者さんの治療に携わります。腰痛、ひざ痛、肩こりと症状はさまざま、スポーツ傷害から在宅療養と患者さんもさまざまで、非常に多岐に渡って診させていただけたことは、私の技術向上に拍車をかけました。そして、自分の治療院を開業します。

今では人伝えの口コミだけでも、私の治療院に多くのさまざまな方が訪ねていらっしゃいます。「ここで13軒目です。やっと巡り合えました！」とおばあちゃんに連れてこられた小学生ダンサー。「体が思うように動かず、打ち方すらわからなくなってしまった」と悩みを抱えたプロゴルファー。「何軒も病院をはしごして、手術の有無が判断できなくなった」と落ち込んだ女性。「病院でリハビリをしているが、痛みが一向によくならない」患者さん。「体育大学や音楽大学の受験間近で、不安を抱えた」学生さん…。挙げればきりがありません。


「もっと早く出会えればよかった」

「来てよかった。目からうろこです！」

「もっとたくさんの困っている方を助けてあげてください」

本書は、そのような患者さんの声をもとにつくりました。これは到底、私一人の力では成し得ないことでした。


本書出版にあたりまして、多くの方々にご協力いただきました。この場をかりて、御礼申し上げます。

関節ファシリテーション（ＳＪＦ）学会理事長の宇都宮初夫先生。今、私が理学療法士として患者治療に自信をもって行なえているのは、先生のおかげです。本当にありがとうございます。

日本ＡＫＡ医学会会頭の博田節夫先生。物理医学の治療の概念、患者治療の姿勢を教えていただきました。心より感謝いたします。

法円坂メディカル株式会社の堅田陽介社長。いつも寛容で仕事を任せていただき、感謝しております。

また、本書が世に出るきっかけとなった著者ビジネスコーチの二木琢磨様。ＳＢクリエイティブの編集者の杉浦博道様。フリーライターの堀容優子様。この方たちとの出会いがなければ本書の完成はなかったでしょう。心より感謝申し上げます。

ここでは書ききれませんが、ともに働き、研鑽を積み重ねている多くのスタッフたちや、全国から学びに足を運ぶ療法士さんたち。今まで私とかかわってくださったすべての方々。そして、本書を手に取ってくださっているみなさんに、感謝を申し上げます。

内科が薬、外科が手術という手段を使って治療するのと同様に、「理学療法」は、物理医学科の医師の治療手段です。しかし、この事実がほとんど世間で浸透していないせいか、理学療法士を取り巻く環境は年々厳しくなってきています。医師の処方のもと、医師に代わって治療するという本来の職務を全うできる療法士の育成も急務です。私は患者さんの治療はもとより、一人でも多くの「治療できる療法士」の育成にも尽力したいと熱く思っています。

最後に、グランプロクリニック銀座常務理事の松山夕稀己先生。心の支えになり、活躍のフィールドを与えてくださったことに家族共々本当に感謝しております。

〝私の背中を押してくれた、わが娘、麻湖に捧ぐ。〟

2020年4月吉日

フィジカルプロ　理学療法士　羽原和則

●著者紹介

羽原和則（はばら・かずのり）

理学療法士

1964年、大阪市生まれ。幼いころから野球少年で、高校ではひじ・ひざ・腰・足首の痛みに悩まされる。

1985年、国立療養所近畿中央病院附属リハビリテーション学院に入学。関節痛治療における日本の権威の医師・博田節夫と理学療法士・宇都宮初夫に師事する。

卒業後11年にわたり、大阪労災病院と国立大阪病院（現・大阪医療センター）で勤務後、スポーツ選手の治療やトレーニングを行なうスタジオを開設。

オリンピック金メダリストの体操選手、メジャーリーガーなど多くのアスリートの治療にも成功。歩行困難だった力士を、次の場所で優勝させたこともある。

理学療法士3000人の中から年間1名のみが選ばれる名誉ある賞「SJF賞」を、2019年に受賞。

宣伝をしなくても口コミで話題を呼び、痛みがなかなか消えずに悩む人が全国から殺到し、次々と回復させている。

本書をお読みになったご意見・ご感想を下記のURL、QRコードよりお寄せください。
https://isbn2.sbcr.jp/05407/

痛《いた》みの9割《わり》がたちまち消《き》える

10秒《びょう》関《かん》節《せつ》リセット

2020年 5月 1日　初版第1刷発行
2021年11月18日　初版第2刷発行

著　者　羽原和則
発行者　小川 淳
発行所　SBクリエイティブ株式会社
〒106-0032 東京都港区六本木2-4-5
電話 03-5549-1201（営業部）

装丁デザイン　菊池 祐
本文デザイン・DTP　間野 成
写真撮影　森モーリー鷹博
動画撮影・編集　伊藤孝一（SBクリエイティブ）
モデル　SOGYON（スペースクラフト）
ヘア＆メイク　山田萌加（ヘアメイク特攻隊）
本文イラスト　宮﨑信行
編集協力　堀容優子
制作協力　二木拓磨
校正　豊福実和子
編集担当　杉浦博道（SBクリエイティブ）
印刷・製本　三松堂株式会社

ISBN 978-4-8156-0540-7